ALAIN DIKAN

Das kleine Übungsheft

Entdecke dich selbst mit Stift und Pinsel

Aus dem Französischen von
Claudia Seele-Nyima

Illustrationen von Jean Augagneur

TRINITY

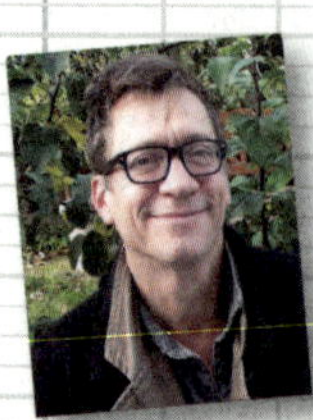

Alain Dikann ist bildender Künstler und ausgebildeter Kunsttherapeut. Schon lange beschäftigt er sich mit Fragen der künstlerischen Mediation und der Kreativität. Nach mehreren Jahren in der Schweiz und in Japan lebt er heute in der Bretagne. Er arbeitet als Kunsttherapeut sowie als Ausbilder in Kunsttherapie für (Berufs-)Schulen, Gesundheitszentren, Krankenhäuser, Strafvollzugsanstalten, Rehabilitationszentren und Sozialdienste.

Die Originalausgabe ist erstmals 2016
bei Éditions Jouvence erschienen.
Titel der französischen Originalausgabe:
Petit cahier d'exercices d'art-thérapie

Chemin du Guillon 20, Case 184, CH-1233 Bernex.
www.editions-jouvence.com
info@editions-jouvence.com

Umschlaggestaltung: Guter Punkt, München
Satz: Kerstin Duben, München
Druck und Bindung: Pustet, Regensburg
ISBN 978-3-95550-214-0

Einleitung

Künstlerisch-kreative Therapieansätze erleben in Deutschland zurzeit einen regelrechten Hype. Ein gutes Beispiel dafür sind Ausmalbücher, die unter der Rubrik »Kunsttherapie« verkauft werden, selbst wenn das Ausmalen als solches keine therapeutische Aktivität ist. Aber vielleicht hat ja gerade das Kolorieren eines solchen Buches in Ihnen den Wunsch geweckt, zu erfahren, was sich wirklich hinter dieser Art von Therapieansatz verbirgt? In dem Fall möchte dieses kleine Übungsheft Ihnen zeigen, welche wunderbaren Möglichkeiten es gibt, sich durch künstlerische Aktivitäten **auszudrücken, selbst neu zu entdecken und zu verändern – um sich mit sich und der Welt wohler zu fühlen.** Im vorliegenden Heft wollen wir uns auf das Malen, Zeichnen und das Erstellen von Collagen konzentrieren. Mithilfe dieser Techniken, die zum kunsttherapeutischen Prozess gehören, können wir uns besser kennenlernen und als eigenständige Person wahrnehmen und einbringen. Allgemein gesprochen, **wirkt der Prozess des künstlerischen Schaffens wie ein Transformationsprozess.** So können wir mithilfe der Kunsttherapie Gefühlen und Affekten (siehe auch Seite 31) Ausdruck verleihen, uns entlasten, wieder Freude am Leben finden, eine Beziehung zu uns selbst und zu anderen aufbauen und uns zum Positiven hin verändern – all das ganz ohne Worte, einzig und allein

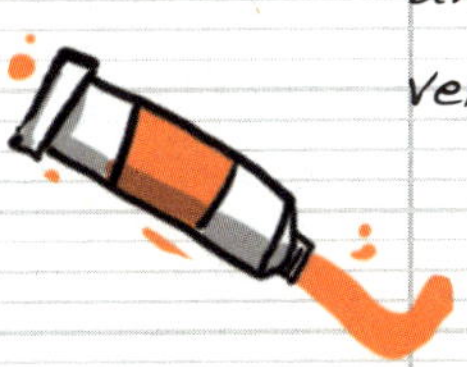

dadurch, dass wir uns künstlerisch ausdrücken und etwas kreieren.

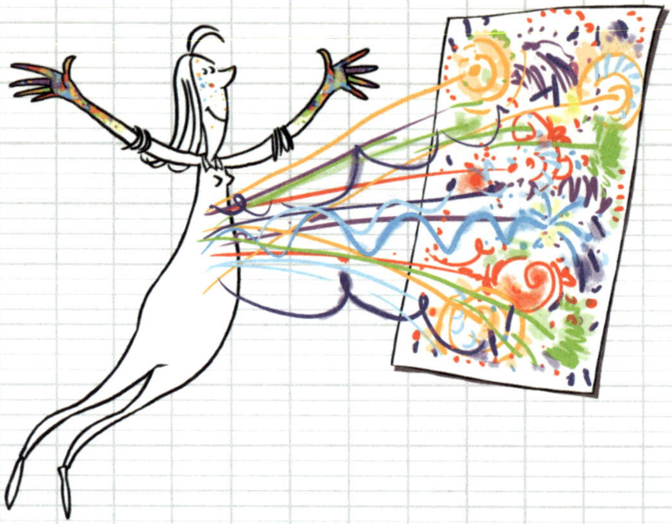

Was ist Kunsttherapie?

Kunsttherapie wird in der Regel von ausgebildeten Kunsttherapeuten angeleitet. Ein(e) Kunsttherapeut(in) sorgt für den Rahmen, begleitet die Teilnehmer und fördert den Prozess des Kreierens. Vergleichbar mit einem Regisseur, stellt er/sie hauptsächlich die Bedingungen her, die den kreativen Fähigkeiten der Teilnehmer förderlich sind und sie stimulieren. Dennoch kann man sich auch ohne die physische Anwesenheit eines Kunsttherapeuten mit diesem Therapieansatz vertraut machen, einfach mithilfe von kreativen Spielen und Übungen.

In diesem kleinen Übungsheft erhalten Sie gewissermaßen kunsttherapeutische Begleitung »aus der Ferne«, mit Übungen – jeweils in Form eines kleinen Programms –, die auf ausgewählten Themen basieren: **Der Körper und die Einheit von Körper und Psyche; Selbstbild und Selbstporträt in seiner ganzen Vielfalt; Identität und Persönlichkeitszüge; Affekte und Emotionen; Loslassen und Vorstellungskraft und schließlich die Beziehung zu sich selbst und zu anderen.**

Alle diese Übungen – es sind über 40 – können Sie allein, zu zweit oder zu mehreren machen, entweder direkt hier in diesem kleinen Übungsheft auf den dafür vorgesehenen freien Flächen oder aber auf DIN-A4-Blättern, Zeichen- oder Packpapier (Letzteres kommt insbesondere bei Übungen zum Einsatz, die mit dem Körper zusammenhängen). Die Übungen haben unterschiedliche Schwierigkeitsgrade. Damit jede(r) mühelos das Richtige für sich findet, sind sie in jedem Kapitel aufsteigend geordnet, von der leichtesten bis zur schwierigsten.

Machen Sie die einzelnen Übungen so oft, wie Sie mögen, der Reihe nach oder auch durcheinandergewürfelt, je nachdem, was Sie erreichen wollen bzw. ganz nach Lust und Laune.

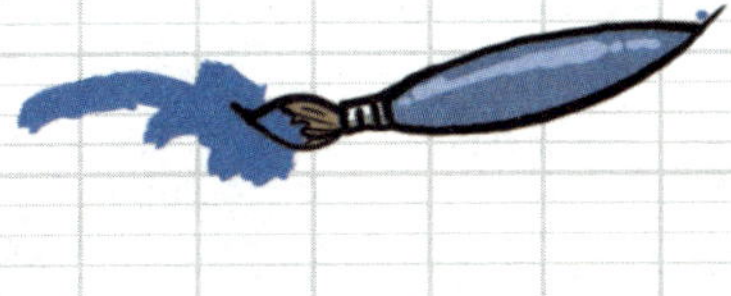

Kleine Gebrauchsanweisung

Für all diejenigen, die sich jetzt sagen, sie könnten doch weder zeichnen noch malen und/oder ihnen stünden die erforderlichen Materialien nicht zur Verfügung: KEINE SORGE!

➡ Eine der Grundregeln der Kunsttherapie ist die, dass das Künstlerische nicht das Ziel an sich ist, sondern Mittel zum Zweck. Es ist also absolut nicht nötig, zeichnen oder malen zu können, und die folgenden Übungen zielen auch nicht darauf ab, dass Sie ein Kunstwerk erschaffen.

➡ Falls Ihnen keine besonderen Materialien zum Malen zur Verfügung stehen, ist das kein Problem. Fürs Erste brauchen Sie weder Farbtöpfe noch eine Staffelei. Worauf es ankommt, ist, dass Sie Ihrer Kreativität Ausdruck verleihen. Und dazu genügen Kugelschreiber, Bunt- oder Filzstifte oder Pastellstifte oder -kreiden vollauf. Gelesene Zeitschriften und Magazine sowie Schere und Kleber sind ebenfalls willkommen. In einer späteren Phase werden Sie zwar für manche Übungen Pinsel und Farbe benötigen, aber auch da muss es nichts Aufwendiges sein. Ein gewöhnlicher Schul-Deckfarbenkasten und einige Pinsel in verschiedenen

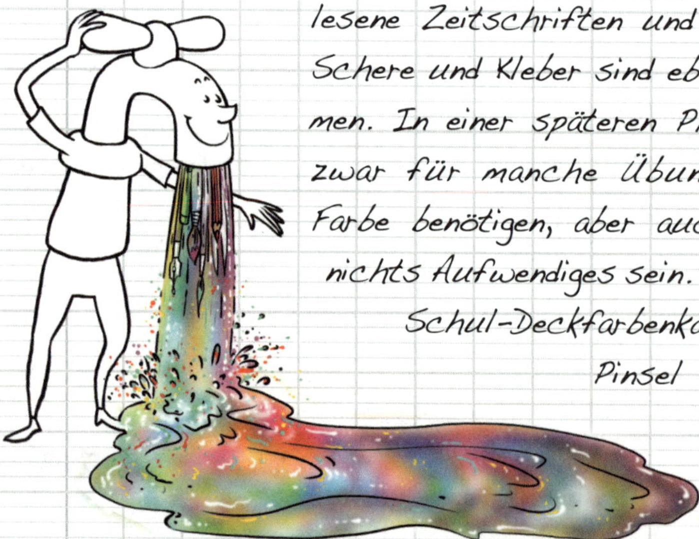

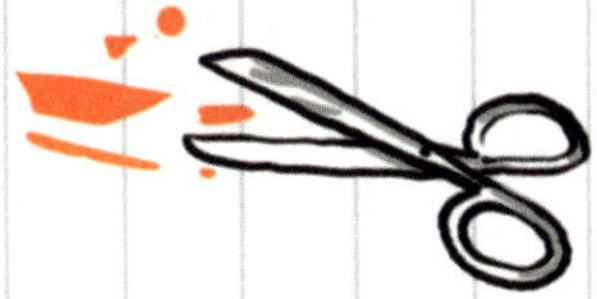

Größen kosten nicht die Welt. Doch auch hier gilt: Wenn Sie kein Geld für Farben ausgeben wollen, werden Sie auch mit Filz- oder Bunt-stiften sehr gute Ergebnisse erzielen. Hauptsache, die Farbskala ist groß genug. Der Vorteil von Deckfarben ist, dass Sie aus den Grundfarben (Gelb, Blau und Rot) plus Weiß und Schwarz selbst Sekundärfarben mischen und mit den angemischten Farbtönen spielen können.

Ich empfehle Ihnen, sich nach jeder Übung Zeit zu nehmen, das Ergebnis zu betrachten und Ihre Eindrücke und Empfindungen zu Papier zu bringen. Sind Sie zu zweit oder zu mehreren, ist das die Gelegenheit, sich auszutauschen – sowohl über den Prozess als auch über die Kreationen an sich, und zwar mit einer wohlwollenden Einstellung sich selbst und den anderen gegenüber. Hören Sie einander zu, ohne zu urteilen. Meine Aufgabe als Kunsttherapeut an dieser Stelle bestünde darin, den Teilnehmern mit Hinweisen und Anmerkungen dabei zu helfen, sich ihrer Gefühle und Eindrücke bewusst zu werden und sie zu äußern.

Alle hier vorgestellten Übungen fördern auf die eine oder andere Weise die Kreativität, die Fähigkeit, sich auszudrücken, und das Loslassen. Sie helfen uns, unser Bewusstseinsfeld zu vergrößern, (wieder) zu lernen, wie wir uns auf den gegenwärtigen Moment konzentrieren und uns selbst wie auch unsere Umgebung stärker wahrnehmen können. Wir können uns dadurch besser kennenlernen, unser Selbstwertgefühl steigern und wieder mehr Vertrauen in uns selbst gewinnen, kurzum: unser Wohlbefinden verbessern und uns selbst entfalten.

Ein letzter Tipp, bevor es losgeht:

Denken Sie immer daran: Es kommt nicht so sehr auf das Ergebnis an. Was vor allem zählt, ist der Prozess des Kreierens und das, was Sie dabei empfinden. Lassen Sie Ihrer Kreativität einfach freien Lauf, und Sie werden feststellen, dass Sie sich dabei automatisch von der Realität lösen und abschalten können. Sie werden den gegenwärtigen Augenblick genießen und ungeahnte Facetten Ihrer Persönlichkeit entdecken!

Und jetzt ran an die Stifte und/oder die Pinsel! Viel Spaß beim Kreativsein!

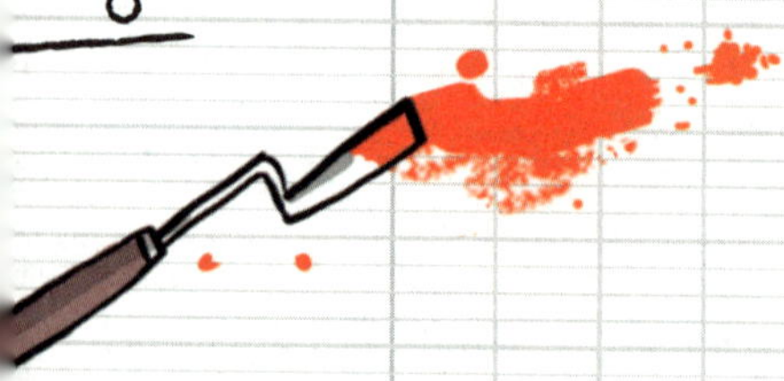

1. Die Einheit von Körper und Psyche

Was könnte als Einstieg in dieses kleine Übungsheft besser geeignet sein als ein paar körperbezogene Übungen? Zahlreiche klinische Studien haben gezeigt, dass Psyche und Körper permanent miteinander interagieren. Da verwundert es nicht, dass ein ganz erheblicher Prozentsatz der Hausarztbesuche psychosomatische Krankheiten (von gr. psyché = »Seele, Psyche« und soma = »Körper«) betrifft. Psychische Störungen können das Auftreten organischer Krankheiten beeinflussen, denn es besteht ein Resonanzverhältnis zwischen Körper und Gefühlen, und oftmals äußern sich innere Blockaden auf der körperlichen Ebene. Nun tendieren wir aber nicht selten zu der Auffassung, unser Körper sei von unserer Psyche getrennt, der Mensch eine Ansammlung von Einzelteilen, wie bei einer Maschine, und es reiche aus, »defekte« Teile auszutauschen oder zu heilen, damit es uns besser geht. Dieser Ansatz ist natürlich falsch, denn Körper und Psyche bilden eine untrennbare Einheit. Deshalb ist es so wichtig, den Körper wirklich wahrzunehmen und seine einzelnen Teile miteinander zu verknüpfen, um einen besseren Bezug zu ihm zu gewinnen und sich seiner Existenz stärker bewusst zu sein.

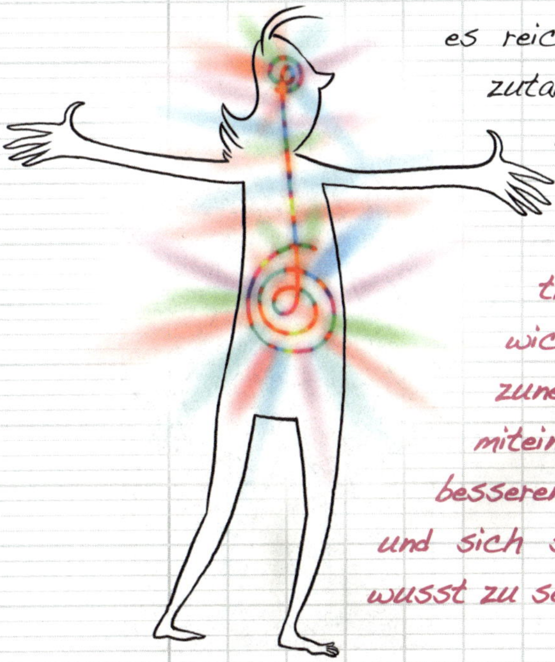

Sie brauchen (wahlweise)

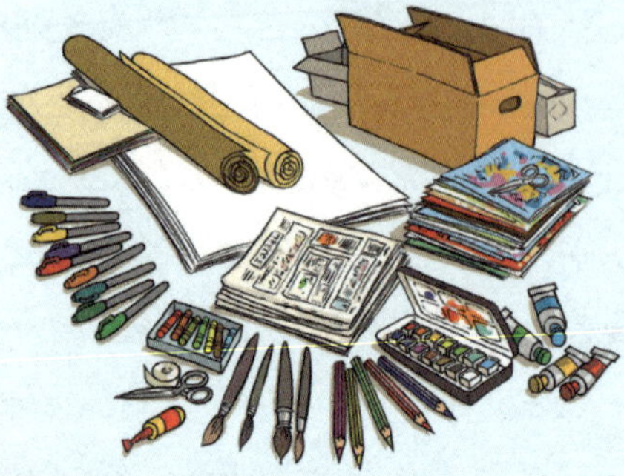

Zeichenblätter | Rolle Packpapier oder eine andere großformatige Papiersorte (oder große Verpackungskartons) | Zeitschriften | Zeitungen | Bunt- oder Filzstifte | Pastellstifte oder -kreiden | Kugelschreiber | Acryl- oder Deckfarbe | Pinsel | Schere | Klebstoff

Den Körper (wieder)entdecken

Zeichnen Sie in groben Zügen die Konturen Ihres Kopfes im Profil auf ein großes Zeichenblatt. Leichter geht das, wenn Sie das Blatt im Stehen auf Kopfhöhe an einer Tür oder an der Wand aufhängen. Dann drücken Sie Ihren Kopf aufs Papier und folgen seinen Umrissen mit einem Bleistift. Verfahren Sie anschließend genauso mit Ihren Händen, Füßen und Armen; das Papier können Sie dabei auf einen Tisch oder auf den Boden legen.

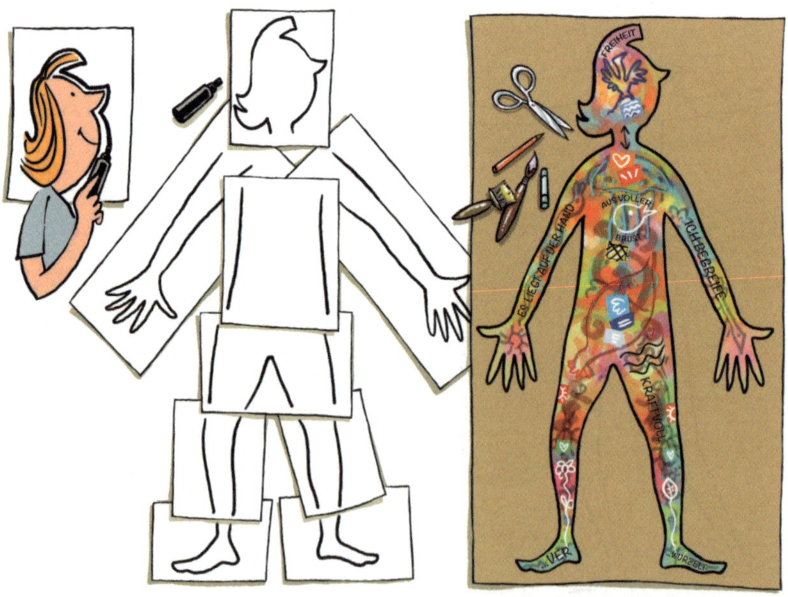

Schneiden Sie nun die verschiedenen von Ihnen vorgezeichneten Körperteile aus. Legen Sie sie auf ein großes Stück Packpapier und lassen Sie jeweils genug Abstand zwischen ihnen, um den Hals, den Rumpf, die Beine und Waden an die ausgeschnittenen Körperteile zu zeichnen oder zu malen, sodass Ihr Körper neu entsteht. Füllen Sie dann den Körper nach Lust und Laune mit Farbe, Filzstiften, Collagen, Worten und Sprüchen aus.

Noch einmal den Körper entdecken

Wenn Sie zu zweit sind, können Sie sich nach dem gleichen Prinzip in einer beliebigen Position auf ein großes Blatt Packpapier auf den Boden legen, und die andere Person fährt die Konturen Ihres Körpers mit einem schwarzen Filzstift nach. »Füllen« Sie dann Ihren Körper so aus, wie es Ihnen am meisten liegt: mit Ölpastellkreide, aber auch mit Bildern, Wörtern, Ausdrücken, die Sie aus Zeitschriften ausschneiden und/oder herausreißen und auf verschiedene Teile des Körpers aufkleben.

Um den Körper herum

Füllen Sie nach demselben Muster nur den Außenbereich um Ihren Körper herum aus (der Körper selbst bleibt also leer): mit Farben, Formen oder auch Bildern und Wörtern, ganz wie es Ihnen gefällt. Das können zum Beispiel Zeichnungen oder Fotos sein von Gegenständen, Tieren, Landschaften oder auch von Menschen, die Sie lieben.

Körper an Körper

Malen Sie – immer noch nach derselben Methode – Ihren Körper in einer Ihrer momentanen Lieblingsfarben. Wenn Sie allein sind, können Sie dieses Experiment mehrmals hintereinander durchführen, mit unterschiedlichen Körperhaltungen oder Farben. Schneiden Sie dann Ihre »verschiedenen Körper« aus und kleben Sie sie auf ein sehr großes Blatt Papier: nebeneinander, ineinander verschlungen oder überlappend – so, wie es Ihnen gefällt. Wenn Sie zu mehreren sind, kleben nach dem Ausschneiden der Silhouette alle – entweder nacheinander oder gleichzeitig – ihre Figur auf ein sehr großes Blatt Papier mit der Vorstellung, dass die Körper sich verbinden.

Der kunsttherapeutische Blick

Nicht selten sind die Teilnehmer solcher Übungen überrascht bei der Vorstellung, verschiedene Teile ihres Körpers zu »umgrenzen« oder sich auf ein großes Blatt auf dem Boden zu legen, um von einem anderen Teilnehmer oder dem Therapeuten »umrandet« zu werden. Tatsächlich hat es einen Überraschungseffekt, wenn wir uns der Grenzen und Umrisse unseres Körpers bewusst werden, der sich vor unseren Augen offenbart. Hinzu kommen die »Bilder«, die unsere Silhouette trägt. Je nach Person ist der ganze Körper oder auch nur der Kopf oder Bauch gefüllt. Mitunter sind nur die Füße farbig. Jeder Körper ist ein Fall für sich, und genau deswegen sind auch die Übungen so interessant. Was waren Ihre Eindrücke?

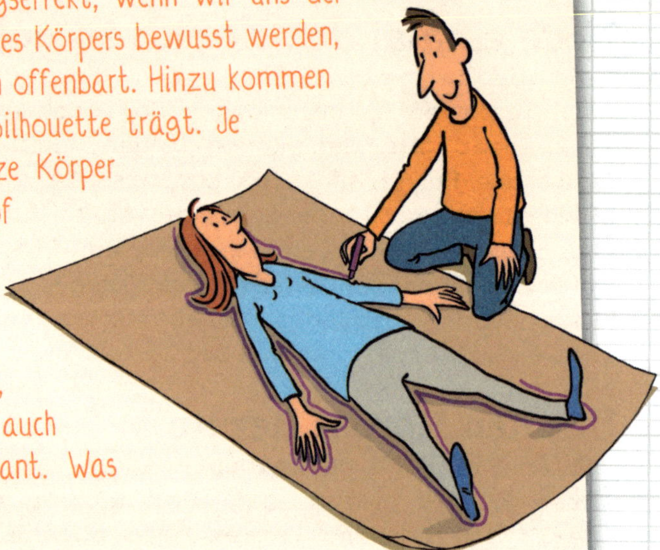

Meine Eindrücke und Empfindungen zu diesen Übungen:

....

....

....

....

....

....

....

II. Das Selbstporträt in all seinen Facetten

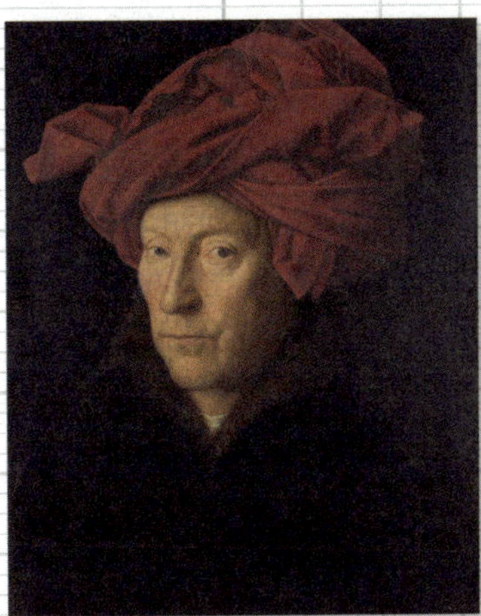

Jan Van Eyck, *Mann mit rotem Turban*, 1433, National Gallery, London

In der Malerei ist das Selbstporträt seit Langem eine sehr verbreitete Übung. Die ersten echten Selbstbildnisse berühmter Maler stammen aus dem 15. Jahrhundert; das bekannteste ist *Mann mit rotem Turban* von Jan van Eyck aus dem Jahr 1433. Die Selbstporträt-Übung besteht darin, sich selbst zu zeichnen oder zu malen. Auf den ersten Blick zeigt das Selbstbildnis unsere körperlichen Eigenheiten. Doch es stellt uns auch vor die Frage nach unserer Identität und nach der Einheit von Körper und Psyche. In diesem Sinne ist es eine Projektionsfläche für die Person, die es erstellt: Es ist ein »Träger« sehr persönlicher Ausdrucksformen. Schließlich und vor allem ist es ein Mittel, sich selbst zu entdecken und zu mehr Selbsterkenntnis zu gelangen. Wer sich selbst darstellt, begibt sich in den – bewussten und unbewussten – Prozess der Selbstbetrachtung (gute und weniger gute Eigenschaften, Stärken und Schwächen). **Die Selbstporträt-Übung ist wesentlich, um uns selbst wieder näherzukommen, denn sie bietet die Möglichkeit, gleichzeitig am Selbstwertgefühl, am Vertrauen zu sich selbst und an der Selbstliebe zu arbeiten.** Aber Achtung: Ein Selbstporträt kann von einer Sitzung zur nächsten völlig anders aussehen, denn das Ergebnis hängt immer davon ab, in welchem momentanen emotionalen Zustand Sie sind, während Sie es anfertigen.

Sie brauchen (wahlweise)

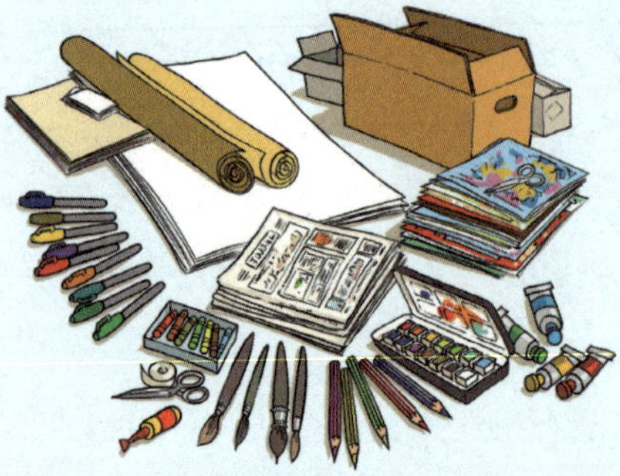

Spiegel | Digitalkamera | Drucker | Zeichenblätter | Pauspapier | Zeitschriften | Zeitungen | Bleistift | Bunt- oder Filzstifte | Pastellstifte oder -kreide | Kugelschreiber | Acryl- oder Deckfarben | Pinsel | Schere | Kleber

Selbstporträt im Spiegel

Auf psychoanalytischer Ebene verweist das »Selbstporträt im Spiegel« auf den Entwicklungsschritt des Kleinkindes, wenn es sich mit seinem eigenen Bild identifiziert und versteht, dass es nicht mit seiner Mutter verschmolzen, sondern ein eigenständiges körperliches Ich ist. Der Spiegel hat also einen strukturierenden Wert; er ermöglicht das Ausbilden des »Ich«. **So kann das Selbstporträt auf unbewusster Ebene als ein Versuch verstanden werden, die ursprüngliche Trennung von der Mutter noch einmal zu durchleben, das heißt den Moment, in dem das Kind sich als vollständiges und von der Mutter, die es vor einem Spiegel stehend in den Armen hält, unabhängiges Wesen empfindet.** Erst durch diese Erfahrung kann es – sowohl auf körperlicher als auch seelischer Ebene – die Beziehung zwischen sich und der Welt entdecken.

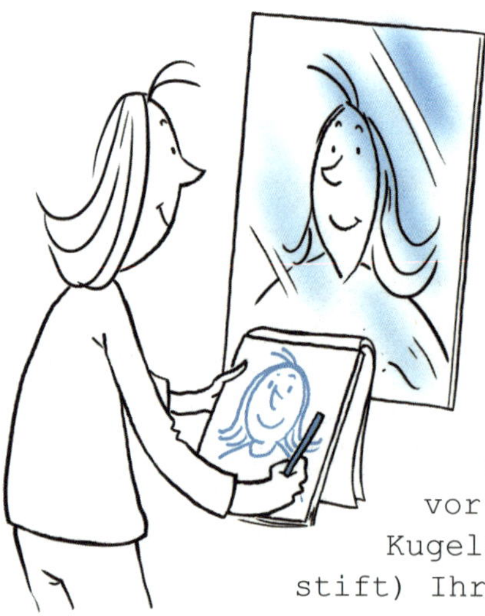

Sie wollen endlich loslegen? Nichts einfacher als das. Stellen (oder hängen) Sie einen ausreichend großen Spiegel vor sich auf und zeichnen Sie (mit Kugelschreiber, Blei- oder Filzstift) Ihr Porträt auf ein Zeichenblatt.

Imaginäres Selbstporträt

Die Selbstporträt-Übung ist auch eine Form der Kommunikation, denn ein Selbstbildnis verrät etwas über uns und ist im weiteren Sinne der Beginn einer Beziehung zu anderen. **Ein imaginäres Selbstporträt anfertigen bedeutet, loszulassen, Abstand zu gewinnen, selbstironisch zu sein, zu relativieren** oder sogar zu verführen.

Stellen Sie ein DIN-A4-Foto Ihres Porträts (oder auch einen Spiegel) in etwa 50 cm Entfernung vor sich auf und betrachten Sie sich einige Minuten lang sehr aufmerksam, so als würden Sie Ihr Gesicht das allererste Mal entdecken. Schließen Sie dann die Augen und atmen Sie tief aus und ein. Öffnen Sie nun die Augen wieder, nehmen Sie das Foto oder den Spiegel weg und zeichnen oder malen Sie das, was Ihnen von Ihrem Gesicht noch im Gedächtnis geblieben ist, ganz frei und entspannt.

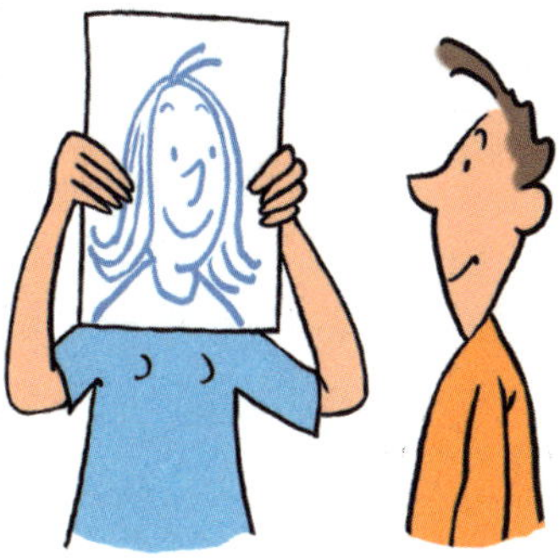

Symbolisches Selbstporträt

Suchen Sie Bilder von Dingen, an denen Ihnen etwas liegt und/oder die Ihnen gefallen, aus Zeitschriften und Magazinen heraus. Schneiden Sie sie aus und stellen Sie sie zu einer Collage zusammen, sodass sie ein symbolisches Selbstporträt von Ihnen bilden.

Beispiel: Für die Augen könnten Sie Abbildungen von Glühbirnen nehmen, für die Ohren Bilder von Handys …

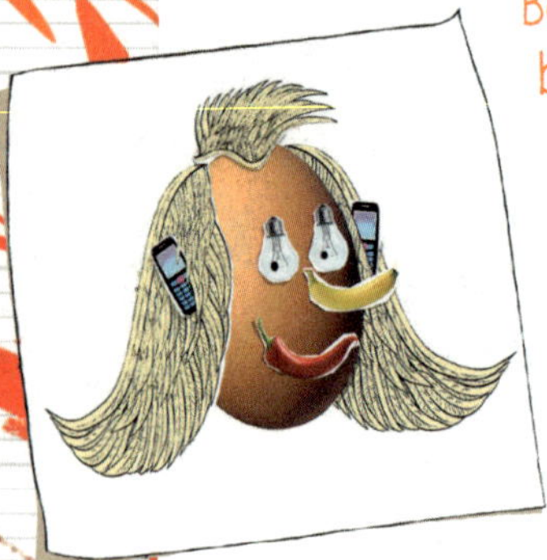

Selbstporträt Weiß auf Schwarz

Bemalen Sie ein Zeichenblatt oder die freie Fläche unten auf dieser Seite vollständig mit schwarzer Deckfarbe. Zeichnen Sie dann mit Bleistift ein ganz einfaches Selbstporträt (entweder mithilfe eines Spiegels oder nach einem Foto) auf diesen schwarzen Hintergrund. Anschließend lassen Sie mit weißer Farbe nur das hervortreten, was Sie möchten: einen bestimmten Teil des Gesichts, ein Auge, einen Teil der Nase, den Mund …

Verzerrtes Selbstporträt

Das Konzept des verzerrten (Selbst-)Porträts wurde von dem irischen Maler Francis Bacon (1909–1992) entwickelt. Während er in seinen frühen Jahren vom Surrealismus beeinflusst war, begann er ab 1946 eine Serie über das 1650 von Velasquez gemalte Porträt von Papst Innozenz X. Als Autodidakt widmete Bacon sich besonders der Erkundung des menschlichen Körpers und Gesichts und malte zahlreiche Porträtserien – darunter auch die seines eigenen Selbstbildnisses – an der Grenze zur Auflösung oder verzerrt, wie unter dem Einfluss eines optischen Effekts.

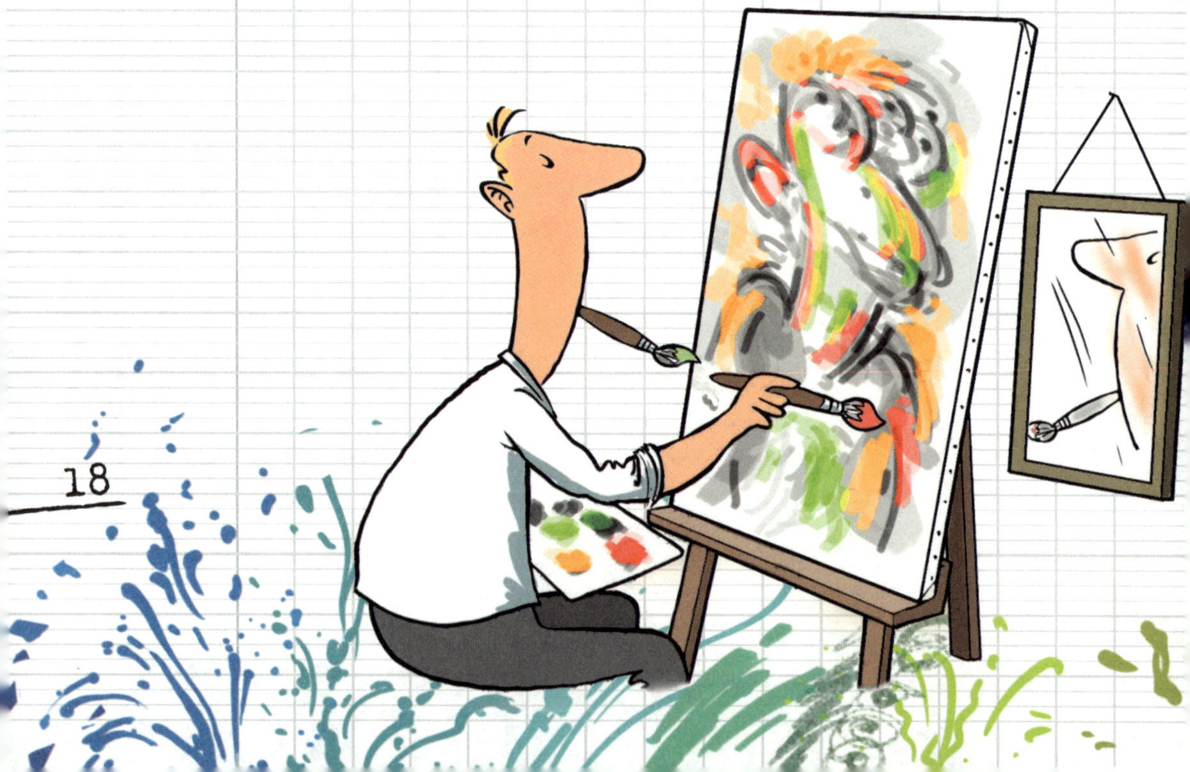

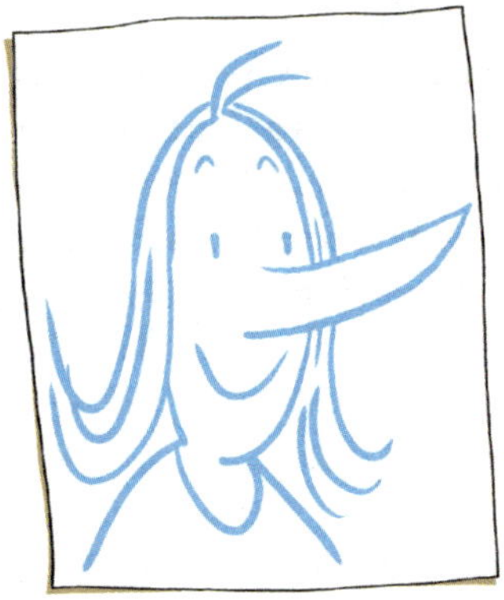

Machen Sie sich einmal einen Spaß daraus, ein Selbstporträt, das Sie mithilfe eines Spiegels oder eines Fotos angefertigt haben, zu verzerren, indem Sie beispielsweise die Augen, den Mund, die Nase oder einen anderen Teil des Gesichts vergrößern oder verkleinern. Sie können auch von einer bestimmten Emotion ausgehen, zum Beispiel von Freude, Traurigkeit oder Zorn, und versuchen, diese mit Ihrem Selbstbildnis auszudrücken.

Selbstporträt in Form einer Maske

Wenn Sie ein Selbstporträt malen, entsteht in der Regel ein Konflikt zwischen dem, was Sie von sich selbst sehen, und dem, was Sie anderen zu zeigen bereit sind. Schaffen Sie dagegen eine Maske, stellt das von vornherein eine Form des Verbergens dar, da man normalerweise versucht, sich hinter einer Maske zu verstecken. Carl Gustav Jung prägte den Begriff »Persona«. Das ist gewissermaßen eine Art »soziale Maske«, eine Scheinpersönlichkeit, die ein Mensch in der Gesellschaft zeigt. Indem Sie **zunächst ein Selbstporträt und auf dessen Grundlage eine Maske anfertigen, stellen Sie sich die Frage nach der Identität zwischen dem, was gezeigt, und dem, was verborgen wird: Was wollen Sie anderen von sich zeigen und was nicht?**

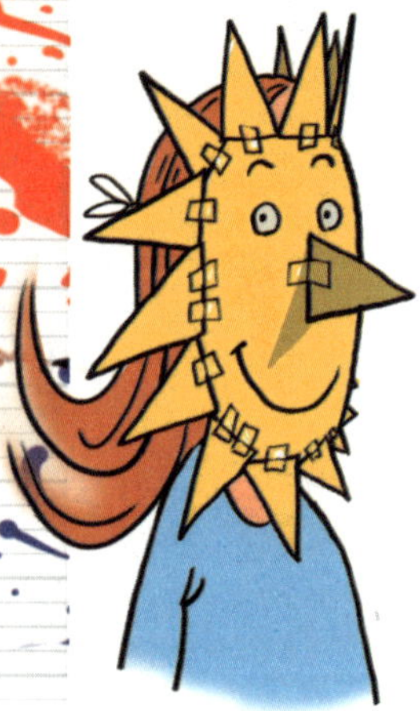

Zeichnen oder malen Sie eine Maske, die auf einem von Ihnen angefertigten Selbstporträt beruht. Es kann eine Maske sein, die Sie gerne einmal in Gesellschaft tragen, oder eine, hinter der Sie sich gerne verstecken würden …

Der kunsttherapeutische Blick

Bei Selbstporträt-Übungen haben manche Menschen zunächst Vorbehalte und zögern, am häufigsten mit der Begründung, sie könnten nicht zeichnen und »fürchteten«, sich nicht richtig wiedergeben zu können. Seien Sie unbesorgt! Sie müssen selbstverständlich kein Selbstbildnis à la Rembrandt erschaffen. Wenn Sie sich ganz einfach dargestellt haben, je nach Ihren Möglichkeiten und vor allem so, wie Sie sich wahrnehmen, dann ist das völlig in Ordnung. Manche betonen in ihrem Porträt bestimmte Gesichtszüge, andere lassen den Blick in den Vordergrund treten. Eine Übung wie zum Beispiel die des »verzerrten Porträts« wirkt zwar unter Umständen etwas verrückt, aber dennoch ist das Interessante daran, zu sehen, welchen Teil Ihres Gesichts Sie verzerrt haben: Die Augen? Die Nase? Den Mund?

Meine Eindrücke und Empfindungen zu diesen Übungen:

....

....

....

....

....

....

....

....

....

....

III - Identität und Persönlichkeitszüge

Nachdem Sie sich in verschiedenen Formen mit Ihrem Körper und dem Selbstporträt befasst haben, ist nun Ihr »Ich« an der Reihe, indem Sie bestimmte Persönlichkeitszüge bildlich darstellen. Im Lexikon der Psychologie von Norbert Sillamy heißt es dazu:

»Die Persönlichkeit ist die Gesamtstruktur angeborener Veranlagungen und erworbener Wesenszüge, die ein Individuum sich durch Erziehung, komplexe Wechselbeziehungen zwischen sich und der Umgebung, aktuelle und frühere Erfahrungen, Erwartungen und Vorhaben angeeignet hat.«

Die Persönlichkeit ist eine beständige, autonome, dynamische Struktur, die aus jedem Menschen ein einzigartiges Wesen macht. *Wenn man von »Persönlichkeitszügen« spricht, meint man die einer Person konstant innewohnende Art, wie sie in Bezug auf die jeweilige Situation und Umgebung fühlt, wahrnimmt und denkt.* Der Begriff der Persönlichkeit umfasst also alle Verhaltensweisen, die die Individualität eines Menschen bilden; das, wodurch er unverwechselbar wird.

Sie brauchen (wahlweise)

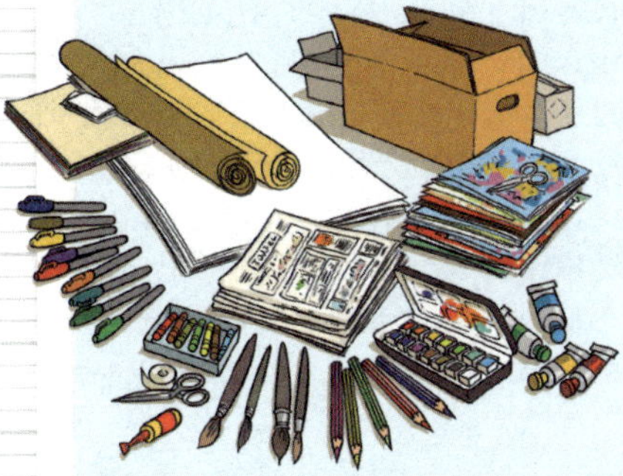

Passfoto | Digitalkamera | Drucker | Zeichenblätter | Zeitschriften | Zeitungen | Bleistift | Bunt- oder Filzstifte | Pastellstifte oder -kreide | Kugelschreiber | Acryl- oder Deckfarbe | Pinsel | Schere | Kleber

Ein Wort-Bild aus den Anfangsbuchstaben Ihres Namens

Unser Vor- und Familienname repräsentiert uns seit unserer Geburt – oder Heirat –, obwohl wir ihn uns nicht ausgesucht haben. Vervollständigen Sie die einzelnen Buchstaben Ihres Vornamens und/oder Ihres Familiennamens jeweils zu einem Begriff. Falls (bei sehr langen Vor- oder Nachnamen) zu viele Wörter dabei herauskommen, nehmen Sie einfach nur die ersten zwei oder drei Buchstaben von Vor- und Nachname. Kreieren Sie anschließend ein Bild aus den gefundenen Begriffen.

Beispiel: »Monika Schmidt«

M/Meer
O/Oldtimer
N/Nase
I/Igel
K/Kino
A/Ananas

Sch/Schatz
M/Mond
I/Indianer
D/Dorf
T/Tanzen

Ein Foto ausgestalten

Suchen Sie ein Foto oder ein Selfie (Porträt oder Ganzkörperaufnahme) von sich heraus und drucken Sie es auf einem DIN-A5-Blatt aus. Dann schneiden Sie es aus und kleben es auf die freie Fläche unten auf dieser Seite. Zeichnen und/oder malen Sie nun davon ausgehend auf das Foto oder drum herum, was Ihnen gerade in den Kopf kommt. Sie können auch eine Sprechblase zeichnen und Ihr Konterfei etwas sagen lassen; oder Sie verbinden Ihr Foto mit anderen von Ihnen kreierten Bildelementen.

Meine eigene Welt

Malen oder zeichnen Sie auf kleine Zeichenblätter Gegenstände, Personen, Elemente der Natur, Tiere oder auch Landschaften und Umgebungen, die Sie besonders mögen. Dann schneiden Sie Ihre Kreationen aus und kleben sie auf ein großes Blatt Zeichen- oder Packpapier, auf dem auch Sie auf die eine oder andere Weise (Foto, (Umriss-) Zeichnung etc.) abgebildet sind. Alternativ können Sie auch direkt eine Collage herstellen, indem Sie Bilder von Gegenständen, Tieren oder Elementen aus der Natur, die Sie ansprechen, aus Magazinen und Zeitschriften ausschneiden und auf ein großes Blatt Packpapier kleben.

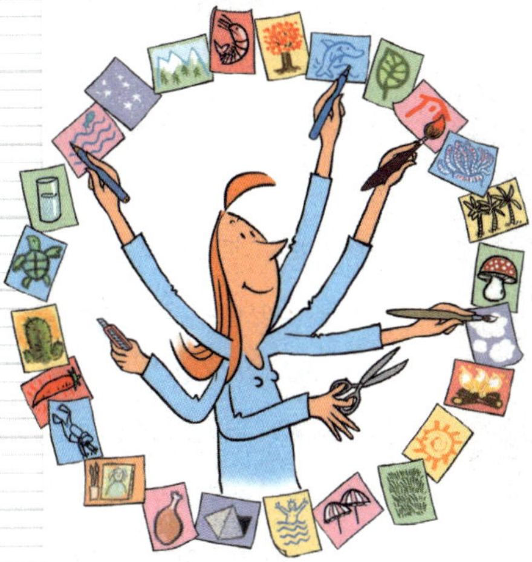

Beispiele: ein Bauernhof mit Tieren, ein Wald, Felsen, aber auch ein Musikinstrument, etwas zu essen, tanzende Menschen, ein Strand ...

Der Baum des Lebens

In nahezu allen Kulturen ist der Baum ein Symbol für das Leben in fortwährender Entwicklung, für Kraft, Langlebigkeit, Fruchtbarkeit ... Er ist eines der am weitesten verbreiteten Menschheitsthemen, denn er vereint die drei Ebenen des Kosmos in sich: die Unterwelt mit seinen Wurzeln, die Erdoberfläche mit seinem Stamm und den unteren Zweigen und schließlich den Himmel mit seinen oberen Ästen und der Baumkrone. Das Motiv »Lebensbaum« findet sich in vielen Bereichen, wie Religion, Philosophie, Mythologie und Wissenschaft. Auch auf der künstlerischen Ebene ist er ein beliebtes Thema, das auf zahlreichen Malereien, Gravuren, Skulpturen oder Wandteppichen abgebildet ist. Zu den bekanntesten Darstellungen gehört das Wandfries des österreichischen Malers Gustav Klimt im Brüsseler Palais Stoclet, das er zwischen 1905 und 1909 schuf.

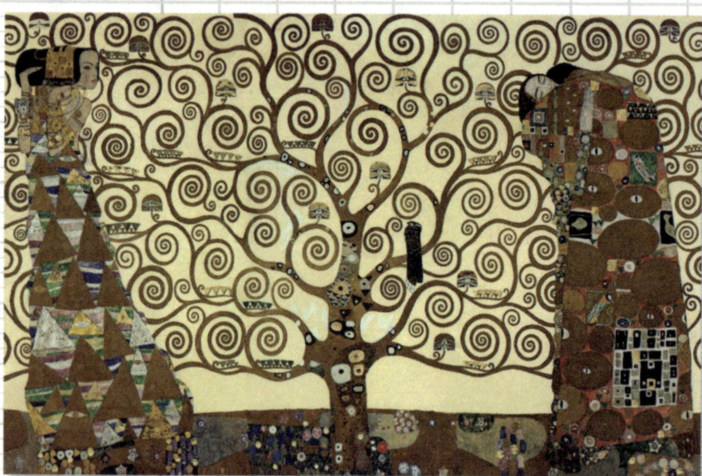

Gustav Klimt, Ausschnitt aus dem Stoclet-Fries, 1905-1909, Museum für angewandte Kunst, Wien

Zeichnen oder malen Sie einen Baum, entweder sehr realistisch oder sehr originell (zum Beispiel schematisch). Er kann Wurzeln haben, viele oder wenige Äste, dicker oder dünner sein - ganz wie Sie wollen. Anschließend können Sie auch ein kleines Foto von sich auf den Stamm und/oder die Baumkrone kleben, denn dieser Baum stellt Ihren Lebensbaum dar. Zeichnen, malen oder kleben Sie dann an jede Astspitze Elemente, die Sie besonders berühren. Sie können auch Wörter schreiben oder sie aus Magazinen ausschneiden und auf die einzelnen Teile Ihres Baumes aufkleben.

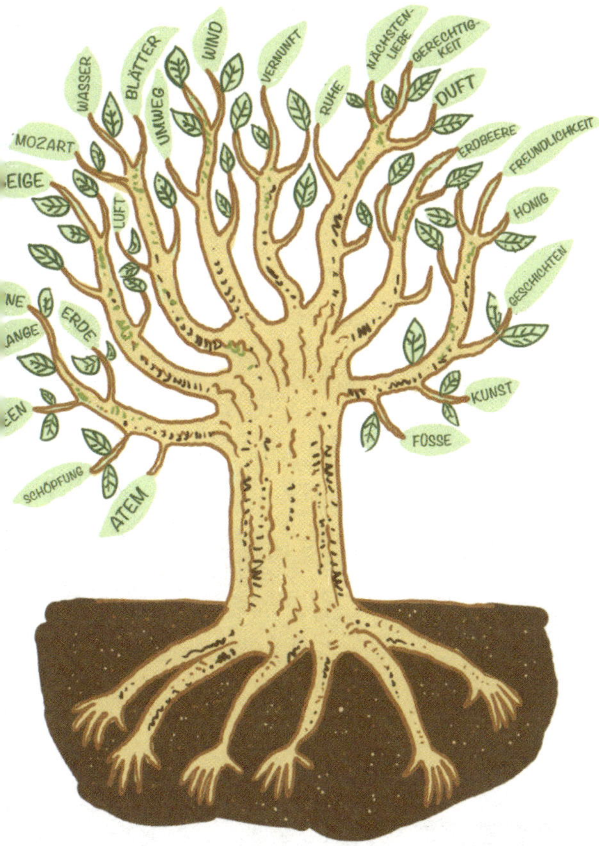

Gefühle

Wählen Sie aus einem illustrierten Buch oder Magazin ein Foto aus, das Sie inspiriert, zum Beispiel eine Landschaft oder eine Straßenszene. Legen Sie es vor sich hin und betrachten Sie es zuerst als Ganzes, dann in seinen Details bis in die kleinsten Einzelheiten. Schließen Sie nun die Augen und atmen Sie mehrere Minuten aus und ein. Dabei lassen Sie die Bilder zu, die vor Ihrem inneren Auge auftauchen, ohne etwas zurückzuhalten. Anschließend, wenn Sie die Augen wieder geöffnet haben, zeichnen oder malen Sie dann völlig frei die Gefühle, die das Foto in Ihnen ausgelöst hat.

Projektionen

Zeichnen Sie auf ein Zeichenblatt oder auf die freie Fläche unten auf dieser Seite eine Wand mit einem großen, weit geöffneten Fenster. Schließen Sie einige Minuten die Augen und denken Sie an dieses offene Fenster. Nachdem Sie die Augen wieder aufgemacht haben, zeichnen oder malen Sie das, was Sie vor dem Fenster sehen.

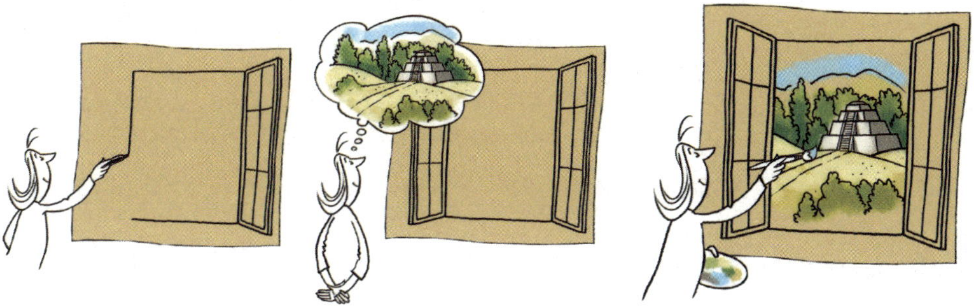

Der kunsttherapeutische Blick

All diese Übungen, die unmittelbar mit unserer Persönlichkeit zusammenhängen, führen uns zu unserem »Ich«. Sie regen dazu an, unsere Eigenheiten bildlich darzustellen, oder Dinge, die wir besonders mögen, aber auch das, wonach wir streben. Mit ihrer Hilfe können wir uns auch zu unserer direkten Umgebung in Beziehung setzen und uns in sie hineinversetzen. Die Übungen sind vielschichtig, denn sie geben uns teilweise die Gelegenheit, etwas zu schreiben oder ausgewählte Begriffe auszuschneiden und sie Zeichnungen oder gemalten Bildern hinzuzufügen.
Wie ist es Ihnen mit diesen Übungen ergangen?

Meine Eindrücke und Empfindungen zu diesen Übungen:

....

....

....

....

....

....

....

....

....

....

....

....

IV. Emotionen und Affekte

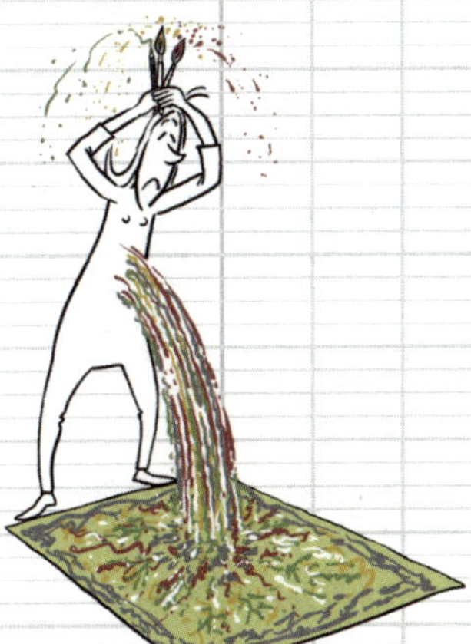

Kunsttherapeutische Übungen dienen dazu, seinen Emotionen und Affekten im gegenwärtigen Augenblick Ausdruck zu verleihen. Der Begriff »Emotion« wird zwar oft benutzt, ist aber schwer zu definieren. Etymologisch kommt »Emotion« vom Lateinischen *emovere, emotum*, deutsch »hinausbewegen, erschüttern«. So wurden im 17. Jahrhundert Emotionen als Verhaltensweisen, ja sogar als »Bewegungen der Seele« verstanden. **Wenn man von Emotionen spricht, meint man meistens Traurigkeit, Angst, Freude, Zorn, Überraschung. Eine Emotion kann unsere Wahrnehmungen, Entscheidungen und Taten unmittelbar beeinflussen** und durch Gesten, Körperhaltung und Taten zum Ausdruck gebracht werden.

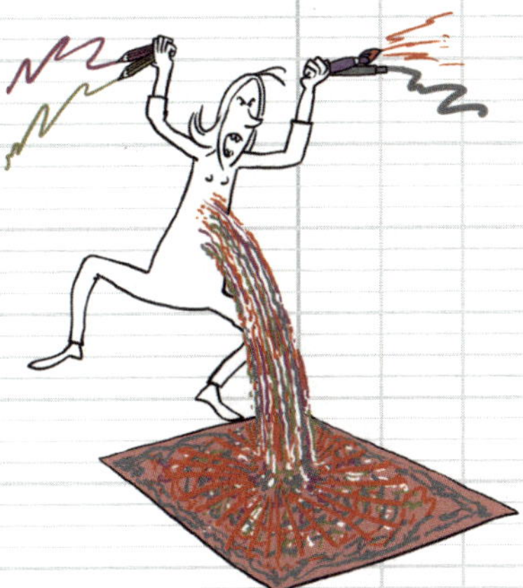

Ein Affekt ist eine Gemütserregung und ein Gefühlsausdruck. **Man unterscheidet angenehme, unangenehme, unbestimmte, intensive, positive oder negative Affekte.** In der Psychoanalyse Freuds wird der Affekt vom Trieb hervorgerufen und ist eine emotionale Äußerung, durch die sich der Trieb manifestiert. In der Kunsttherapie begünstigt der Prozess des Kreierens das Freisetzen und Aufdecken verdrängter Affekte und Emotionen. Das, was in der Therapie geschaffen (also gemalt, gezeichnet oder gebastelt) wird, sind die zu Papier gebrachten Projektionen dieser Emotionen und Affekte. So gelingt es uns, diese bewusst wahrzunehmen, was für jeden Transformationsprozess notwendig ist.

Farben des Lebens

Farben sind in unserem Alltag allgegenwärtig. Ohne dass es uns unbedingt bewusst ist, »spielen« wir fortwährend mit ihnen. Je nach unserer Persönlichkeit und Gestimmtheit können bestimmte Farben angenehm oder unangenehm, sanft oder aggressiv auf uns wirken. Farben haben in der Kunsttherapie einen grundlegenden Stellenwert.

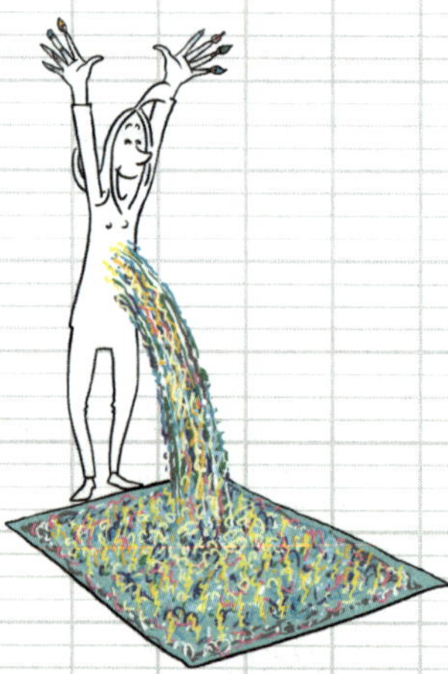

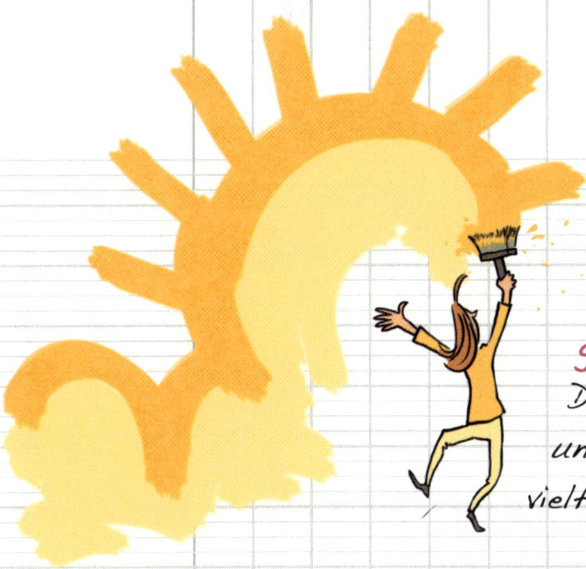

Sie erzählen von unseren Affekten, Emotionen und Gefühlen und ermöglichen uns ganz persönliche Äußerungen. Dementsprechend laden die Farben uns zu sehr bereichernden, äußerst vielfältigen Sinneserfahrungen ein.

Auch wenn es auf der Hand liegt, dass Farben uns und unser Dasein in der Welt stark beeinflussen, sollten wir uns fragen, ob nicht auch umgekehrt unsere Persönlichkeit einen Einfluss darauf hat, welche Farben wir mögen und welche nicht. Genau das spielt nämlich bei der Gestaltungs- und Maltherapie mit hinein, wenn wir bestimmte Farben aussuchen, um im gegenwärtigen Augenblick und entsprechend unserer momentanen Stimmung etwas zu kreieren. Ganz allgemein bringen Farben Dynamik in den Schaffensprozess, denn sie können Gefühle in uns auslösen. Dadurch sind sie schon für sich genommen eine Ausdrucksform, die den kunsttherapeutischen Prozess fördert. Farben haben einen wichtigen Anteil am Prozess des bildlichen Übertragens/Symbolisierens, der für eine potenzielle Transformation unerlässlich ist.

Sie brauchen (wahlweise)

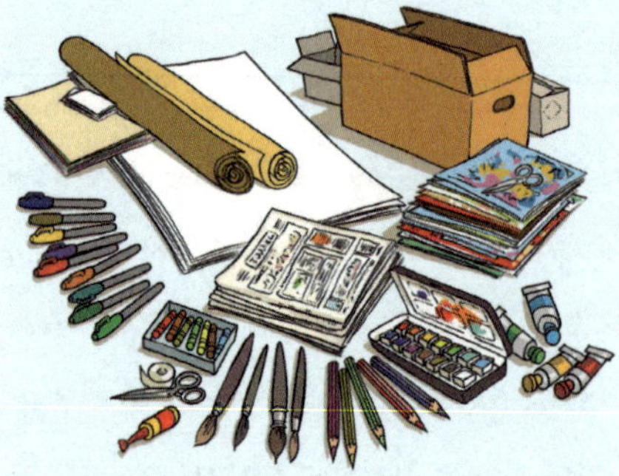

Zeichenblätter | Zeitschriften | Zeitungen | Bleistift | Bunt- oder Filzstifte | Pastellstifte oder -kreide | Kugelschreiber | Acryl- oder Deckfarben | Pinsel | Schere | Kleber

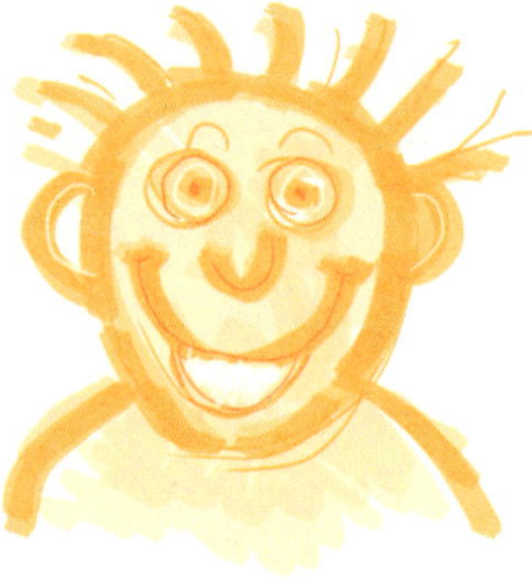

Bringen Sie Ihre momentane Stimmung und das, was Sie gerade fühlen, »hier und jetzt« mit einer Farbe zum Ausdruck. Malen Sie mit ihr »automatisch«, also ohne nachzudenken, was Ihnen in diesem Augenblick durch den Kopf geht. Diese Übung eignet sich für jede Emotion: Zorn, Freude, Angst, Traurigkeit …

Grün vor Neid

Zeichnen Sie mit einem Blei- oder Filzstift ein Selbstporträt, entweder mithilfe eines Spiegels (oder nach einem Foto) oder einfach aus dem Kopf. Malen Sie es dann

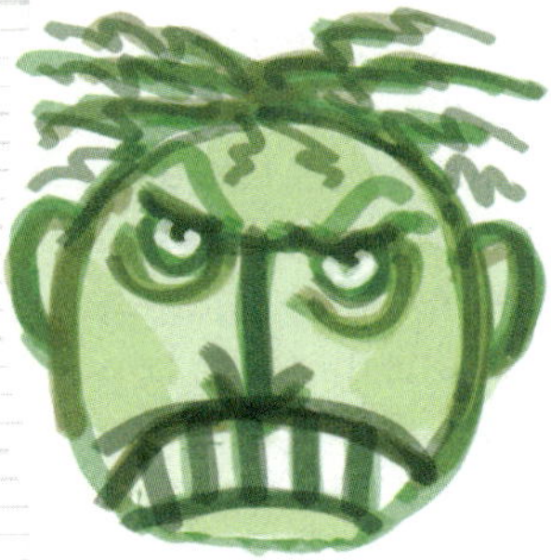

in einer bestimmten Farbe (gerne in verschiedenen Abstufungen) aus. Wiederholen Sie das Ganze anschließend mit demselben Porträt, aber in einer anderen Farbe. Stützen Sie sich dabei zum Beispiel auf gängige Redewendungen wie »grün/gelb vor Neid«, »rot vor Wut«, »sich schwarzärgern« …

Eine Welt, die meiner Stimmung entspricht

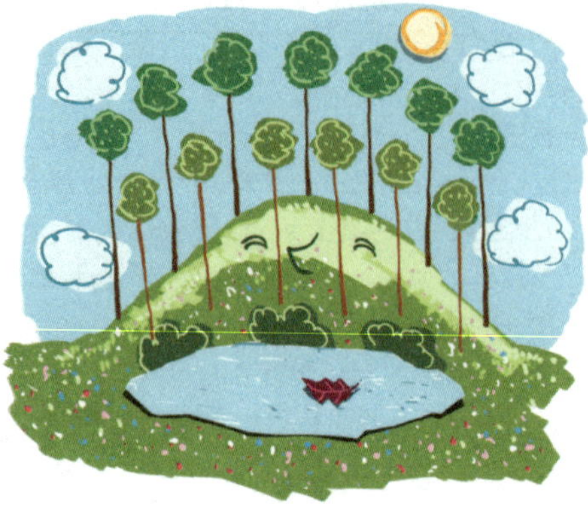

Malen Sie – immer noch nach Ihrer momentanen Stimmung – eine entsprechende »Welt«, zum Beispiel einen blauen Himmel mit einer Sonne (Freude), einen grauen, bewölkten Himmel (Traurigkeit, Melancholie), einen dichten Wald mit grünen Bäumen oder einen Wald mit spärlichen, kahlen Bäumen. Schreiben Sie jeweils dazu, was Sie dabei gerade fühlen.

Einfarbiges Fantasiebild

Wählen Sie eine Farbe aus und malen Sie die ganze freie Fläche unten auf dieser Seite gleichmäßig damit aus (Schwarz, Gelb, Rot, Grün …). Schneiden oder reißen Sie, während die Farbe auf dieser Seite trocknet, Teile mit Bildern in der Farbe Ihrer Wahl (bzw. Abstufungen davon) aus Zeitschriften und Magazinen aus. Setzen Sie dann diese Teile zu einer imaginären Person oder einem Tier zusammen und kleben Sie die Figur anschließend auf die bemalte Fläche auf. Wiederholen Sie die Übung mehrmals mit jeweils anderen Farben.

Farben und Assoziationen

Wählen Sie fünf Begriffe aus, die Ihnen zu einer bestimmten Farbe einfallen bzw. die Sie mit der Farbe assoziieren. Zum Beispiel mit der Farbe Gelb: »Sonne«, »Zitrone«, »Wüste«, »Briefkasten«, »Kanarienvogel«. Komponieren Sie anschließend ein Bild aus diesen Bestandteilen. Wiederholen Sie die Übung mit anderen Farben, zum Beispiel Blau (Himmel, Wasser, Kälte), Rot (Liebe, Blut, Marienkäfer), Grün (Gras, Frosch, Baum, Marsmensch) usw.

Formen, Farben und Gefühle

Im Lauf der Entwicklung der modernen Kunst haben sich in der Malerei sehr starke Interaktionen zwischen Formen und Farben herausgebildet. Künstler wie Gustav Klimt, Wassily Kandinsky, Paul Klee, Piet Mondrian oder auch Kasimir Malewitsch lösten sich vom konkreten Objekt und wandten sich abstrakten Formen zu, bei denen die Farbe eine entscheidende Rolle spielt. **So setzte Kandinsky Blau als Farbe der Ruhe ein, Rot für Wärme und Bewegung oder Grün für Unbeweglichkeit.** Mit Formen sind hier geometrische Grundformen gemeint wie Viereck, Kreis und Dreieck, aber auch Linien, Punkte, Rauten, Halbkreise, Vielecke. **Je nachdem, wie sie angeordnet sind und welche Farben jeweils für sie verwendet werden, können mit diesen Formen Empfindungen ausgedrückt werden.** So kann ein Viereck Stabilität, Unbeweglichkeit, Festigkeit vermitteln, während ein Kreis den Eindruck von Sanftheit, Weichheit, Beweglichkeit hervorrufen kann.

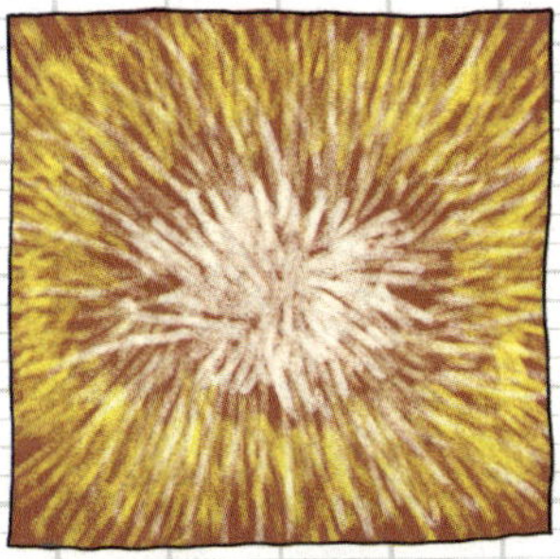

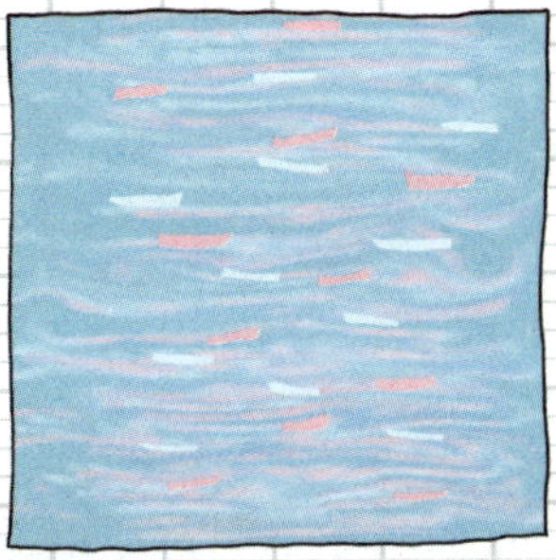

Formen, Farben und Gefühle (Fortsetzung)

Komponieren Sie mit geometrischen Formen und Farben Ihrer Wahl ein abstraktes Werk, das den Eindruck von Bewegung vermittelt; dann eins, das Unbeweglichkeit widerspiegelt. Oder zuerst eins, das Ruhe ausstrahlt, und dann eins, das unruhig wirkt.

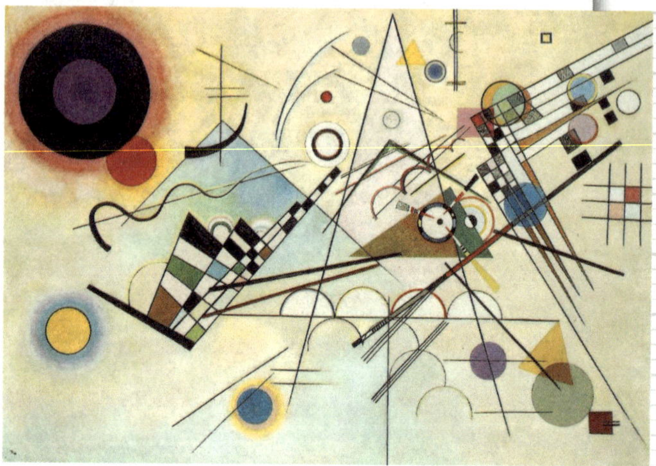

Vassily Kandinsky
Komposition VIII, *1923,*
Guggenheim Museum, New York

Formen, Farben und Stimmung

Erstellen Sie – immer noch mit verschiedenen geometrischen Formen und Farben Ihrer Wahl – eine abstrakte Komposition, die Ihre momentane Stimmung widerspiegelt.

Der kunsttherapeutische Blick

Es geht in diesen Übungen immer darum, unseren Gefühlen freien Lauf zu lassen und sie in Formen und Farben darzustellen, ohne etwas Gegenständliches erschaffen zu wollen. Wichtig ist nur, dass Sie im gegenwärtigen Moment sind und spontan etwas kreieren.

Meine Eindrücke und Empfindungen zu diesen Übungen:

....

....

....

....

....

....

....

....

....

....

....

....

....

....

V. Loslassen und Vorstellungskraft

Im Allgemeinen neigen wir dazu, alles kontrollieren zu wollen: unsere Ideen, Emotionen, Gefühle, das familiäre, soziale und berufliche Umfeld. Und gleichzeitig gebrauchen wir im Alltag recht häufig den Ausdruck »loslassen« mit der Bedeutung: sich entspannen und die Dinge einfach geschehen lassen. Tatsächlich ist »loslassen« keine ganz einfache Angelegenheit, denn es bedeutet, dem Wunsch nach Kontrolle und Beherrschung entgegenzuwirken. Zunächst erfordert Loslassen, dass wir uns unsere momentane Lebenssituation, unsere persönlichen Umstände bewusst machen, mit allem, was uns blockiert, immer wieder im Kopf herumgeht und möglicherweise lähmt. Als Nächstes gilt es, alle möglichen Gedanken und Vorstellungen auftauchen zu lassen, ohne sie verstehen, kontrollieren und beherrschen zu wollen. In diesem Sinne **ist das Loslassen ein Sich-gehen-Lassen, ein Aufgeben des Widerstands,** das es ermöglicht, voll und ganz im gegenwärtigen Augenblick zu sein und/oder (wieder) Vertrauen zu sich zu fassen. Die Kunsttherapie bietet uns einen Raum für Freiheit, Spiel und Kreativität. Durch Zeichnen oder Malen gelingt es uns, **unsere unbewusste Abwehr gegen das Loslassen aufzugeben.**

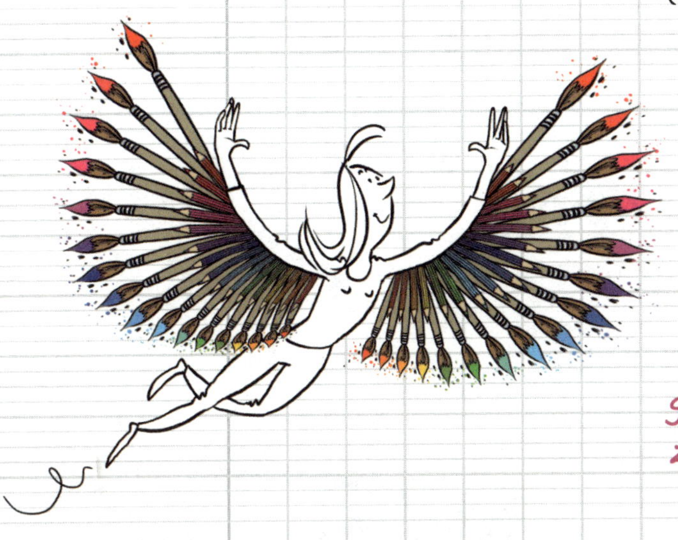

Sie brauchen (wahlweise)

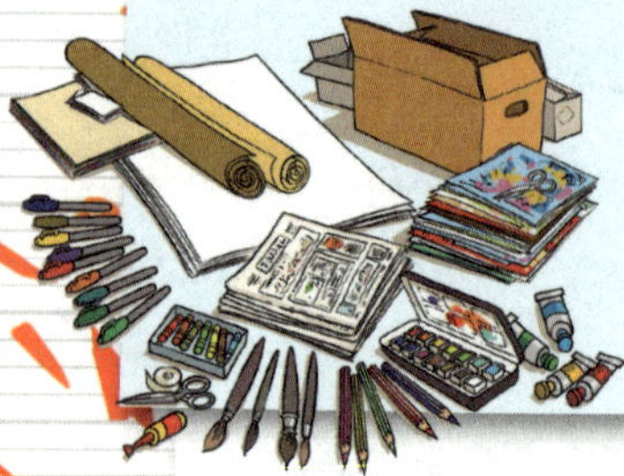

Zeichenblätter | Zeitschriften | Zeitungen | Bleistift | Bunt- oder Filzstifte | Pastellstifte oder -kreide | Kugelschreiber | Acryl- oder Deckfarben | Pinsel | Schere | Kleber

Das Neun-Punkte-Spiel

Auch wenn diese Übung nicht auf der bildnerischen Ebene kreativ ist, so verdeutlicht sie doch sehr eindrucksvoll, dass wir die manchmal ungünstige Angewohnheit haben, uns von Regeln einschränken zu lassen. Oft hindern uns diese Regeln daran, Lösungen für Situationen zu finden, mit denen wir konfrontiert werden.
Als Erstes zeichnen Sie neun Punkte nebeneinander in drei Säulen, die ein Viereck bilden, auf ein Blatt. Das Spiel besteht nun darin, diese neun Punkte mit nur vier Strichen zu verbinden, ohne den Stift abzusetzen. Anschließend versuchen Sie dasselbe mit nur drei Strichen.

Lösung/Antwort:

Der erste Reflex ist meistens der, die Punkte so zu verbinden, dass man innerhalb des gebildeten Vierecks bleibt. Schnell werden Sie aber merken, dass das nicht geht. Damit die Übung gelingt, muss man mit den Strichen über den Rahmen hinausgehen. So können Sie die neun Punkte leicht mit vier oder sogar nur drei Strichen verbinden, ohne den Stift abzusetzen.

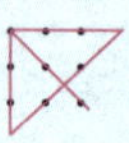

Und die »Moral von der Geschicht`«:
Dadurch, dass wir aus dem gewohnten Rahmen heraustreten und die Überzeugungen und Regeln loslassen, die wir irgendwann einmal für uns festgelegt haben, können wir neue Lösungen für Probleme finden – oder einfach der Welt offener gegenübertreten.

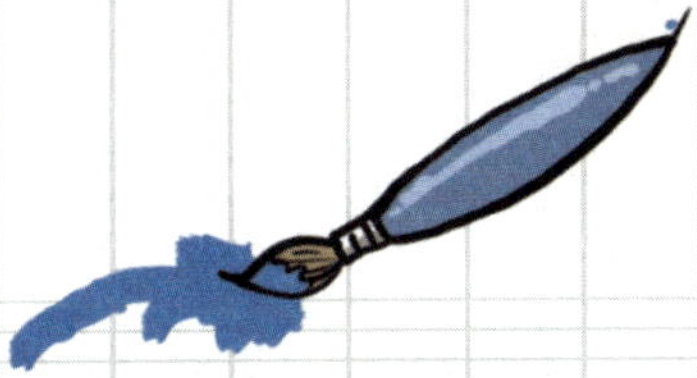

»Scribble«

Margaret Naumburg (1890–1983), eine amerikanische Psychologin, Erzieherin und Künstlerin, gehörte zu den Ersten, die der Kunsttherapie eine theoretische Grundlage gaben. Ihr zufolge ist diese Therapieform im Gegensatz zu den klassischen Psychotherapien ein Mittel, das es Menschen mit seelischen Problemen ermöglicht, ihre Emotionen ohne Worte zum Ausdruck zu bringen.

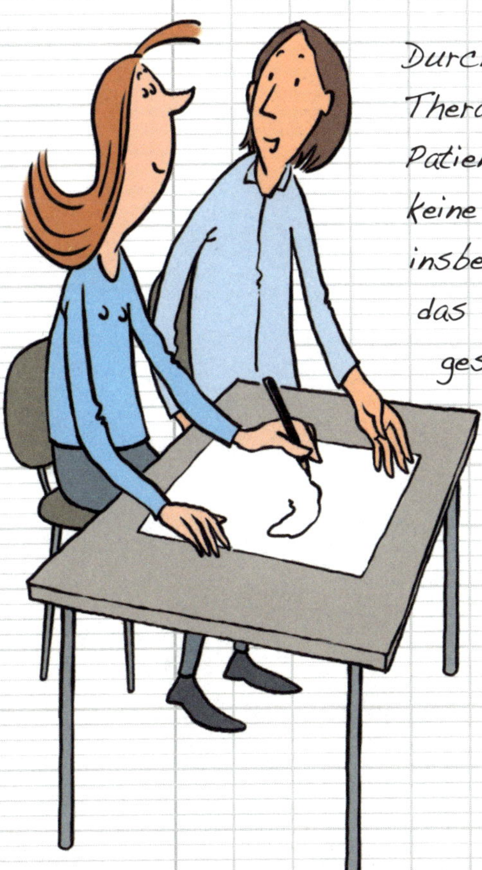

Durch diesen nonverbalen Zugang sind Therapeut(inn)en besser in der Lage, auch Patienten zu helfen, die für ihre Probleme keine Worte finden. Margaret Naumburg war insbesondere Anhängerin von »Scribble«, das sind Kritzeleien, die ihre Patienten mit geschlossenen Augen ausführten. Auf der nächsten Seite können Sie das selbst einmal ausprobieren.

»Scribble« (Fortsetzung)

Schließen Sie die Augen und atmen Sie mehrere Minuten tief und langsam. Zeichnen Sie dann – die Augen immer noch geschlossen – spontan mit einem Filzstift oder Kugelschreiber einige Minuten lang auf die freie Fläche unten auf dieser Seite. Öffnen Sie dann wieder die Augen. Wählen Sie aus den Formen, die Sie blind gezeichnet haben, diejenigen aus, die Sie am meisten ansprechen, und entwickeln Sie sie (mit geöffneten Augen) auf gesonderten Zeichenblättern weiter. Sie können auch beschreiben, was sie aus Ihrer Perspektive darstellen, oder sich überlegen, warum Ihnen bestimmte Teile besser gefallen als andere …

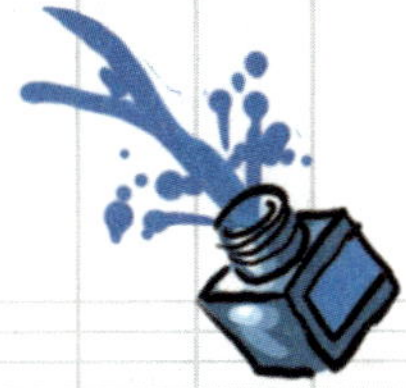

Action Painting

Gegen Ende der 1940er-Jahre war der amerikanische Maler Jackson Pollock (1912–1956) mit »Action Painting«, der »Aktionsmalerei«, einer der Pioniere des abstrakten Expressionismus. Aufrecht stehend ließ er Farbe auf eine Leinwand tropfen – oder er »schleuderte« sie –, während er sich schnell um die Leinwand herumbewegte. Mit dieser Art zu malen können Sie sich auf ganz natürliche, spontane Weise ausdrücken. Dadurch wird auch das Loslassen gefördert. Action Painting ermöglicht darüber hinaus eine rein physische, materielle Beziehung zum Malen, denn der Körper ist weitgehend in den Prozess des Kreierens eingebunden und initiiert ihn auch. Das Werk, das Ergebnis der Aktion, ist also eine Form des körperlichen Selbstausdrucks.

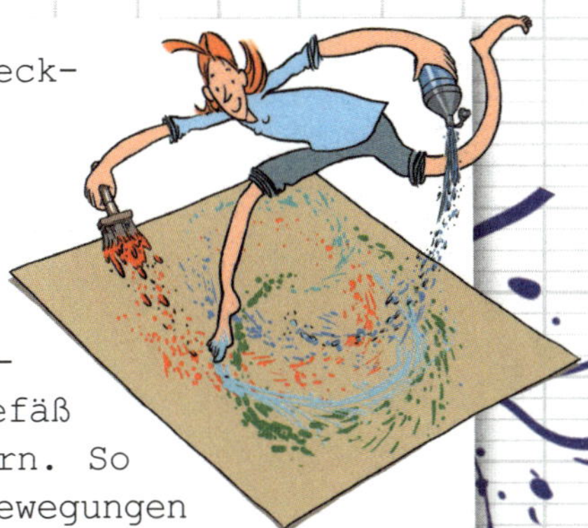

Suchen Sie sich verschiedene Malfarben (Deck- oder Acrylfarben) aus und verdünnen Sie jede in einem extra Plastikgefäß. Nun tropfen Sie die Farbe auf ein großes am Boden liegendes Stück Packpapier, entweder indem Sie Gefäße mit Löchern im Boden benutzen oder indem Sie die Farbe mit einem Pinsel, den Sie in ein Gefäß mit Farbe tunken, aufs Papier schleudern. So können Sie sich durch Gebärden und Bewegungen ausdrücken – je nach Ihrer momentanen Stimmung und Ihren Empfindungen. Sie können – ganz nach Laune – nur eine Farbe nehmen oder auch mehrere Farben nacheinander. Das Interessante an dieser Übung liegt darin, dass man so viel wie möglich mit den Bewegungen des Körpers »spielen« kann, ohne sich dabei »eingeschränkt« zu fühlen.

Ein ungewöhnliches Objekt

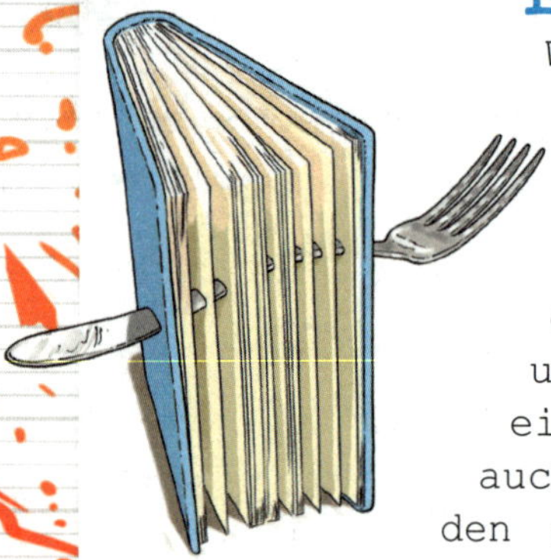

Wählen Sie zwei Gegenstände aus, die absolut nichts miteinander zu tun haben, zum Beispiel ein Buch und eine Gabel. Bilden Sie aus diesen beiden Objekten ein neues, das entweder schon existiert oder imaginär ist. Dafür können Sie Buch und Gabel zusammenfügen oder nur jeweils einen Teil beider Gegenstände nehmen oder auch einen Gegenstand ganz verwenden und den anderen nur teilweise. Alles ist bei dieser Übung möglich.

Verfremden

Nehmen Sie einen realen Gegenstand oder das Foto eines Gegenstands, den Sie mögen, und kreieren Sie daraus ein Bild, das etwas komplett anderes darstellt. So könnten Sie beispielsweise aus einem Schuh eine Maske machen.

Freies Assoziieren

Wählen Sie einen beliebigen Gegenstand bei sich zu Hause aus und legen Sie ihn vor Ihr kleines Übungsheft. Betrachten Sie ihn lange und lassen Sie die Gedanken und Assoziationen, die Sie mit diesem Gegenstand verbinden, einfach kommen. Behalten Sie einen dieser Gedanken im Sinn und stellen Sie ihn bildlich dar, ohne jedoch dabei den ursprünglichen Gegenstand abzubilden und ohne dass dieser ein Teil der neuen Kreation ist.

Der kunsttherapeutische Blick

Loslassen kann man nicht auf Befehl. Es ist aber erlernbar, zum Beispiel mithilfe der verschiedenen Übungen, die Sie bereits kennengelernt haben und von denen einige, wie die »Scribble-Kritzeleien«, mit zu den Grundlagen der Kunsttherapie gehören. Wichtig ist, Eindrücke, Vorstellungen und Bilder einfach kommen zu lassen – ohne etwas zurückhalten zu wollen – und sie bildlich wiederzugeben. Auch hinter Übungen wie »Verfremden« und »Freies Assoziieren« steht hauptsächlich der Gedanke, die aufkommenden Bilder nicht zu kontrollieren, sondern sie darzustellen. Man probiert einfach nur aus, die eigenen Eindrücke offen und ohne Vorbehalt abzubilden. Und wie war es bei Ihnen?

Meine Eindrücke und Empfindungen zu diesen Übungen:

....

....

....

....

....

....

....

....

....

....

....

....

....

VI. Beziehungen aufbauen

Die Vorstellung der »Beziehung(en)« zu sich und der Umwelt spielt eine wichtige Rolle in der Kunsttherapie, weil sie den Kern des kreativen Prozesses ausmacht. So wird Kreativität, gestützt auf die Arbeiten des englischen Psychiaters und Psychoanalytikers Donald Woods Winnicott, aufgefasst als die Fähigkeit, Beziehungen zur äußeren Welt und zum eigenen Innenleben zu entwickeln. Dadurch, dass wir etwas aus uns selbst heraus erschaffen, können wir kommunizieren und folglich Beziehungen (wieder) aufbauen: emotionale zu anderen ebenso wie zu uns selbst.

Sie brauchen (wahlweise)

Zeichenblätter | Zeitschriften | Zeitungen | Bleistifte | Bunt- oder Filzstifte | Pastellstifte oder -kreide | Kugelschreiber | Acryl- oder Deckfarben | Pinsel | Schere | Kleber

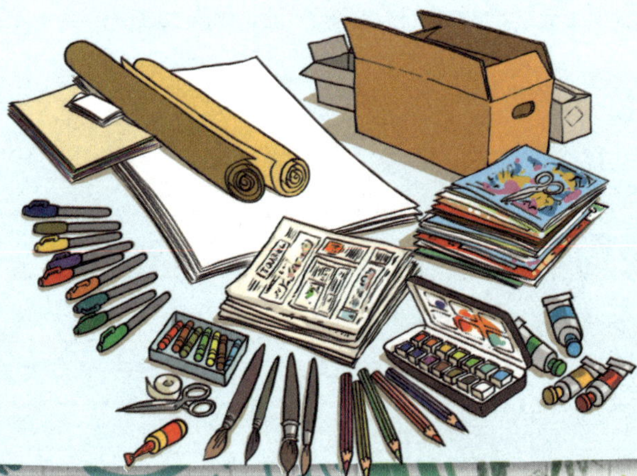

Vereinigen

Zeichnen oder malen Sie auf der freien Fläche unten auf der Seite oder auf einem Zeichenblatt einen Kreis, ein Viereck und ein Dreieck, die jeweils etwas Abstand zueinander haben. Verbinden Sie die Formen dann miteinander, wie es Ihnen gerade gefällt.

In Verbindung bringen

Zeichnen oder malen Sie auf vier verschiedene Zeichenblätter unterschiedliche Formen:

- Blatt 1: Linien
- Blatt 2: runde Formen
- Blatt 3: eckige Formen (Dreiecke, Rechtecke, Quadrate)
- Blatt 4: andere Formen

Entwerfen Sie dann mit Farben Ihrer Wahl, ausgehend von allen Formen, die Sie zuvor auf die Einzelblätter gemalt/gezeichnet haben, eine Bildkomposition auf dieser Seite oder auf einem großen Blatt.

Eine Beziehung herstellen

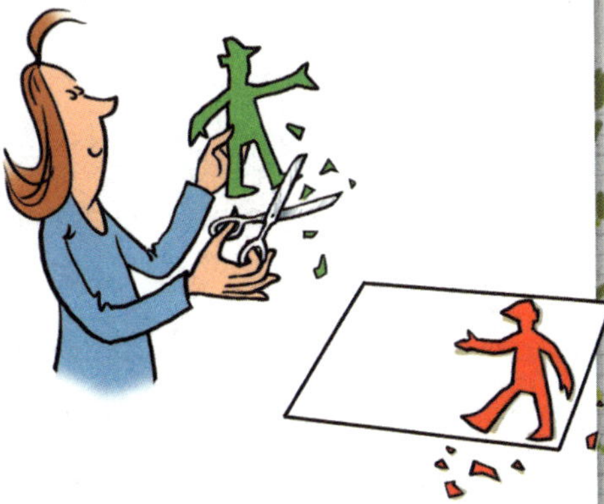

Stellen Sie auf zwei getrennten Blättern zwei imaginäre Personen dar.
Anschließend schneiden Sie die beiden Figuren aus und kleben sie auf die Freifläche unten. Dann erschaffen Sie eine Umgebung, die die beiden in eine Beziehung zueinander bringt.

Das »Squiggle«-Spiel

»Squiggle« (»Gekringel«, »Gekitzel«), eine Erfindung Winnicotts, ist ein grafisches Spiel, das in der Gestaltungs- und Maltherapie zum Einsatz kommt. Zwei Spieler oder ein Spieler und der/die Kunsttherapeut(in) können so auf einem Zeichenblatt miteinander »einen Dialog führen«, ohne zu sprechen.

Diese sehr spielerische Technik, die sowohl für Kinder und Jugendliche als auch für Erwachsene geeignet ist, hat zahlreiche nützliche Aspekte:

- Sie stellt spielerische Bedingungen her.
- Sie trägt dazu bei, Blockierungen zu lösen, und wirkt anregend.
- Sie erleichtert das Loslassen und beansprucht die Vorstellungskraft und Kreativität, was den Schaffensprozess begünstigt.
- Sie ermöglicht es, anders mit jemandem in Beziehung zu treten (zwei Personen spielen zusammen) als durch verbale Kommunikation.
- Sie führt nicht selten im Lauf des fortschreitenden gemeinsamen Kreierens dazu, dass die Teilnehmer sich auch verbal äußern.
- Sie fördert den Prozess, sich selbst wahrzunehmen und einzubringen, denn jeder findet im Zusammenspiel seinen jeweiligen Platz auf dem weißen Blatt.

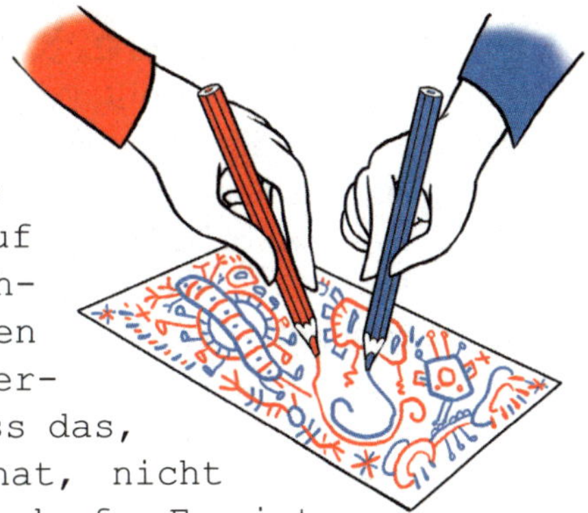

So funktioniert's: Setzen Sie sich einander gegenüber. Nun zeichen Sie und Ihr Mitspieler abwechselnd frei etwas auf die leere Fläche unten auf dieser Seite. Auf diese Weise entsteht ein »zeichnerisches Gespräch«, an dessen Ende eine gemeinsame Kreation herauskommt. Eine Regel lautet, dass das, was das Gegenüber gezeichnet hat, nicht übermalt oder verdeckt werden darf. Es ist jedoch erlaubt, eine Figur oder Form des anderen zu verändern und/oder etwas daran »anzuhängen« und sie so weiterzuentwickeln. Sie dürfen sich anschließend beide einen Teil des Gemeinschaftswerks aussuchen – das kann auch einfach eine Form sein – und an diesem allein auf einem eigenen Blatt weiterzeichnen oder -malen.

Gemeinschaftswerk aus Einzelteilen

Übung 1: mit mehreren Teilnehmern. Nachdem Sie gemeinsam ein Thema gewählt haben, zum Beispiel »ein Dorf«, grenzt jeder auf einem großen Blatt Packpapier eine Zone ab, die er herausschneidet und auf der er anschließend »sein« Dorf darstellt. Wenn die Kreationen fertig sind, werden die verschiedenen Teile wieder zusammengefügt (wie ein Puzzle) und auf ein neues großes Packpapierblatt geklebt. Dann setzen Sie gemeinsam mit allen Teilnehmern die einzelnen Teile miteinander in Beziehung, indem Sie Verbindungen zwischen diesen zeichnen oder kleben.

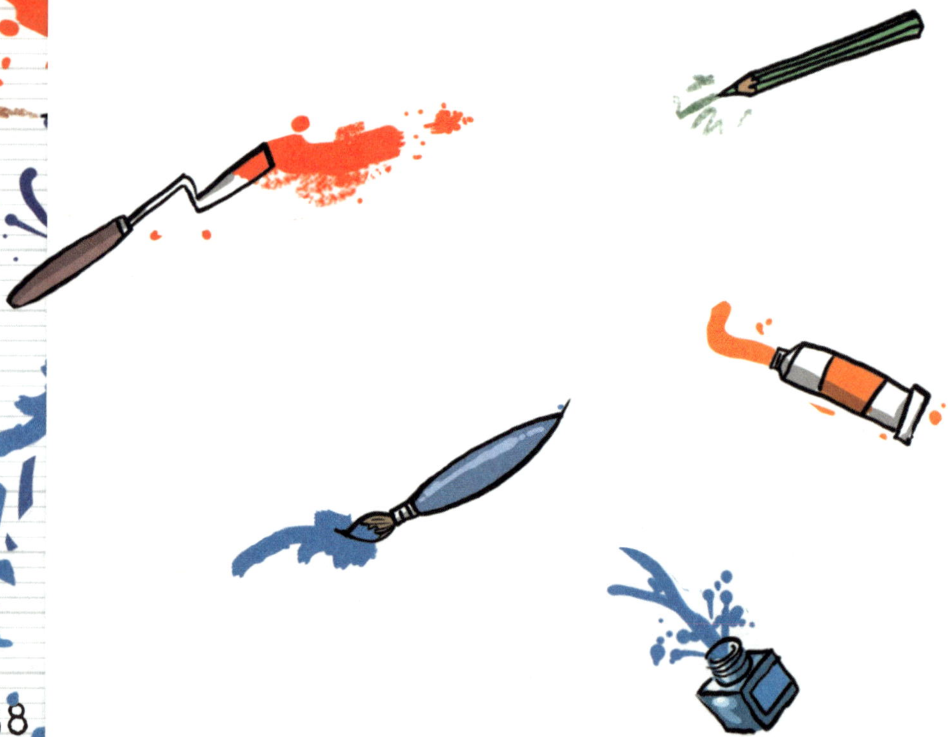

Übung 2: ebenfalls mit mehreren Personen. Diese Übung funktioniert nach einem ähnlichen Prinzip wie das Schreibspiel »Papa plätschert lustig in der Badewanne«.
Nach einem Thema, das von allen gemeinsam ausgesucht wurde, fertigt jeder eine kleine Zeichnung (gegenständlich oder nicht) auf dem oberen Teil eines ziemlich großen Blattes an. Dann wird das Blatt so gefaltet, dass die Zeichnung nur noch zu einem ganz kleinen Teil sichtbar ist (s. Abb. unten). Nun wird das umgeklappte Blatt an die nächste Person weitergereicht, die ihrerseits eine Zeichnung anfertigt, indem sie an den kleinen noch sichtbaren Teil der Zeichnung anknüpft. So geht es immer weiter, bis alle Teilnehmer ihre Zeichnung auf dem Blatt angefertigt haben. Am Ende wird das Blatt auseinandergefaltet und das Bild als Ganzes offenbart. Überraschende Ergebnisse garantiert!

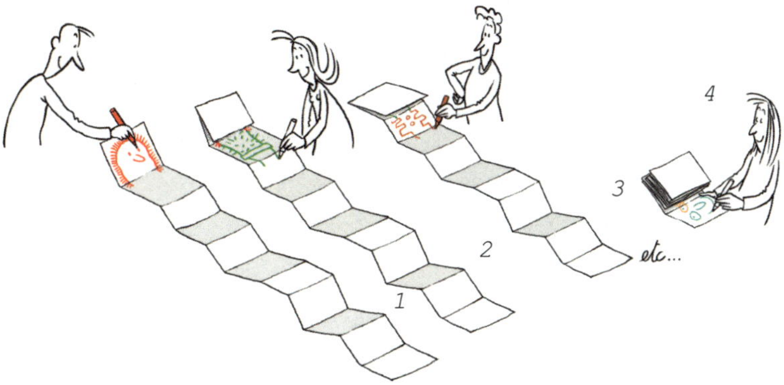

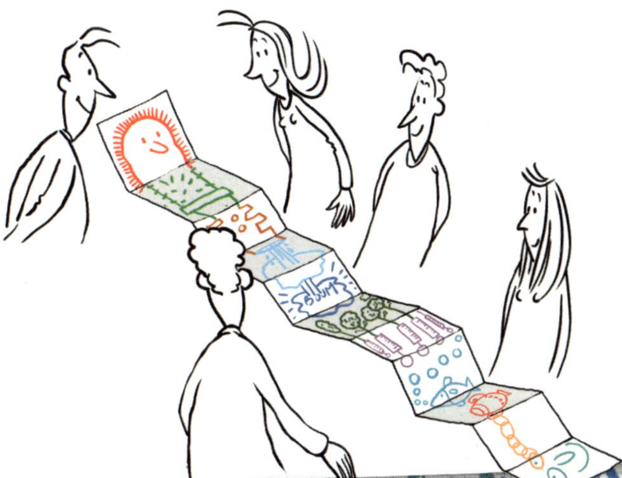

Der kunsttherapeutische Blick

Im Herstellen von Beziehungen liegt eine der Funktionen der Kunsttherapie. Die hier vorgeschlagenen Übungen stehen also im Zusammenhang mit Fragen der Beziehung in all ihren Formen: körperlich, psychisch, symbolisch, direkt, indirekt ... Es ist sinnvoll, dass Sie die hier vorgegebene Reihenfolge der Übungen einhalten und mit denen beginnen, die Sie allein durchführen können, um dann mit den Übungen für mehrere Personen fortzufahren. In beiden Fällen kommt es darauf an, sich »gehen zu lassen« und nach Ihren eigenen Wünschen, nach Ihrer Persönlichkeit und Ihrer momentanen Gemütslage etwas zu kreieren. Nutzen Sie den gegenwärtigen Moment in dem Wissen, dass es im Allgemeinen lustiger ist, mit mehreren etwas zu erschaffen.

Meine Eindrücke und Empfindungen zu den vorangegangenen Übungen:

....

....

....

....

....

....

....

....

....

....

....

....

Zum Schluss

Am Ende dieses kleinen interaktiven Übungsprogramms hoffe ich, dass Sie erfolgreich kreativ waren und Freude dabei hatten. Denken Sie immer daran: Damit es Spaß macht, muss es spielerisch sein. Um den englischen Psychiater Donald Woods Winnicott sinngemäß zu zitieren: »Spielen heißt etwas ›machen‹.« Entsprechend können wir sagen: »Spielen heißt kreieren.« Aus diesem wesentlichen Grund sind alle von mir hier vorgestellten Übungen spielerisch. So ist es möglich, neue Perspektiven zu erkunden, unerforschtes Potenzial zu erkennen, sich verdrängter Bedürfnisse bewusst zu werden oder bisher nicht bewusste Gefühle und Empfindungen wahrzunehmen.

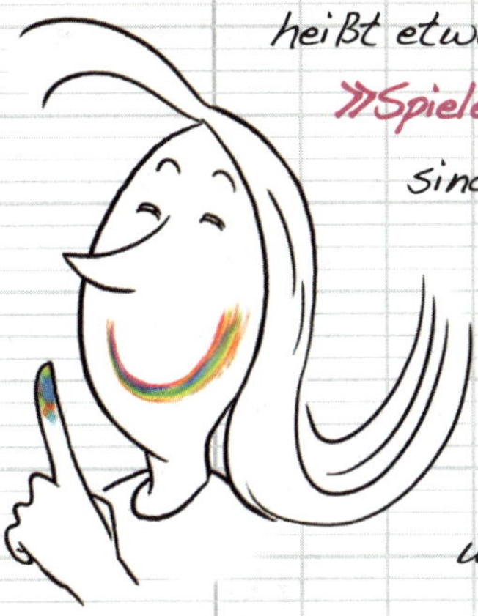

Vielleicht haben Sie manchmal seufzend vor Ihrer Zeichnung oder Ihrem Bild gesessen und gemeint, es sei »nicht schön« oder »nicht das, was ich eigentlich machen wollte«. Noch einmal: Nicht auf das objektive Ergebnis kommt es an, sondern nur auf das, was genau in jenem Augenblick in Ihnen vorging und was Sie ausgedrückt haben.

Auf den ersten Blick neigen wir zu der Annahme, Freiheit sei der beste Antrieb, um etwas zu kreieren. Denn der Ausdruck »etwas frei schaffen« besagt schließlich, dass man dabei ganz ohne Einschränkungen ist. Nun ist Ihnen aber sicherlich aufgefallen, dass alle Übungen in diesem kleinen Übungsheft Anweisungen enthalten, die man als »befreiende Einschränkungen« bezeichnen könnte. Warum ist das so? Weil uneingeschränkte Freiheit des Kreierens vielfach auch beängstigend sein und Blockaden auslösen kann. Fehlende Anweisungen oder Vorschriften führen nicht selten zum »Leeres-Blatt-Syndrom«. Umgekehrt kann eine Vorschrift, so geringfügig sie auch sein mag, einen äußeren Rahmen festlegen, der die Teilnehmer ein Stück weit »leitet« und in einen kreativen Prozess hineinführt.

Ich hoffe, dass Ihnen die spielerischen Übungen in diesem Buch Lust auf mehr gemacht haben. Falls ja, empfehle ich Ihnen, diesen Weg zu vertiefen, am besten mit kunsttherapeutischer Begleitung, denn Zeichnen, Malen oder Collagen machen es Ihnen leichter, kreativ zu sein. Es sind sehr spielerische Techniken, die die Sinne wecken und durch die Sie eine breite Palette von Emotionen ausdrücken können. Und »last but not least«: Sie ermöglichen Ihnen, in einem bestimmten Moment Ihren ganz persönlichen Fußabdruck in dieser Welt zu hinterlassen.

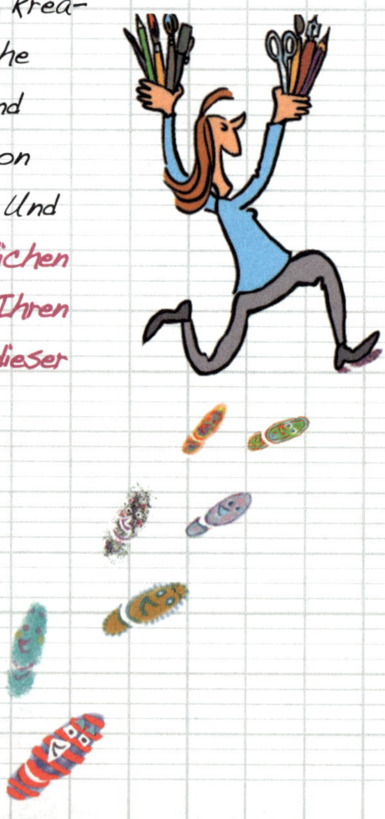

Die kleinen Übungshefte – bisher erschienen:

Ich lebe gelassen und glücklich!

- *Entdecke die innere Fee in dir*
- *Glückstraining*
- *Lebensfreude im Alltag*
- *Optimismus*
- *Positive Psychologie*
- *Wieder Begeisterung empfinden*
- *Zen, sexy und happy*

Ich lasse los, was mich belastet!

- *Endlich frei von Schuldgefühlen*
- *Krisen bewältigen*
- *Loslassen*
- *Schluss mit dem Rauchen*
- *Stark durch Resilienz*
- *Zorn positiv nutzen*
- *Zum Wohlfühlgewicht ohne Stress*

Ich entwickle meine Potenziale!

- *Das Gesetz der Anziehung*
- *Gelassen Ziele erreichen*
- *Lebensträume verwirklichen*
- *Mut zur Veränderung*
- *Positives anziehen*
- *Selbstbewusstsein*
- *Verborgene Talente entdecken*

Ich habe Zeit für das Wesentliche!

- *Ausmisten und wieder durchatmen*
- *Besser leben ohne Stress*
- *Digital Detox – einfach öfter mal abschalten*
- *Entschleunigen*
- *Für eine bessere Welt*
- *Zen in einer bewegten Welt*

Ich lebe achtsam und zentriert!

- *Achtsamkeit*
- *Ho'oponopono*
- *Meditationen für jeden Tag*
- *Wahrhaftig sein sich selbst und anderen gegenüber*

Ich öffne mich anderen Menschen!

- *Dankbarkeit*
- *Emotionale Intelligenz*
- *Freunde gewinnen und bessere Beziehungen führen*

Ich kommuniziere klug und liebevoll!

- *Geheimnisse der Körpersprache verstehen*
- *Gewaltfreie Kommunikation*
- *Grenzen setzen – Nein sagen*
- *Konflikte meistern und harmonische Beziehungen führen*
- *Mit schwierigen Zeitgenossen umgehen*
- *Psychospiele durchschauen und die eigene Rolle verändern*

Ich liebe andere und mich selbst!

- *Das Geheimnis glücklicher Paare*
- *Die Heilkraft der Liebe nutzen*
- *Eifersucht verstehen und überwinden*
- *Frieden schließen mit dem eigenen Körper*
- *Kamasutra*
- *Seelische Wunden heilen*
- *Seelische Wunden verstehen*
- *Selbstliebe*
- *Sich selbst und andere lieben*